U0220144

Clinics Review Articles

ORAL AND MAXILLOFACIAL SURGERY
CLINICS OF NORTH AMERICA

颞下颌关节病
外科诊疗策略

Contemporary Management of
Temporomandibular Joint Disorders

主　　编　Daniel E. Perez［美］

　　　　　Larry M. Wolford［美］

咨询主编　Richard H. Haug［美］

主　　译　张善勇

主　　审　杨　驰

上海科学技术出版社

ELSEVIER

图书在版编目（C I P）数据

颞下颌关节病外科诊疗策略 / （美）丹尼尔·佩雷斯
(Daniel E. Perez)，（美）拉里·沃尔福德
(Larry M. Wolford) 主编；张善勇主译. -- 上海：上
海科学技术出版社，2022.1
书名原文：Contemporary Management of
Temporomandibular Joint Disorders
ISBN 978-7-5478-5429-7

Ⅰ. ①颞… Ⅱ. ①丹… ②拉… ③张… Ⅲ. ①颞下颌
关节综合征－诊疗 Ⅳ. ①R782.6

中国版本图书馆CIP数据核字 (2021) 第144890号

————————————————————————————————

Contemporary Management of Temporomandibular Joint Disorders, An Issue of Oral and
Maxillofacial Surgery Clinics of North America, 1st Edition

上海市版权局著作权合同登记号　图字：09-2019-1082号

颞下颌关节病外科诊疗策略

主　　编　Daniel E. Perez［美］　　Larry M. Wolford［美］

咨询主编　Richard H. Haug［美］

主　　译　张善勇

主　　审　杨　驰

上海世纪出版（集团）有限公司
上海科学技术出版社 出版、发行
（上海市闵行区号景路159弄A座10F-9F）
邮政编码201101　　www.sstp.cn
浙江新华印刷技术有限公司印刷
开本 787×1092　1/16　印张 11.5
字数 250千字
2022年1月第1版　2022年1月第1次印刷
ISBN 978-7-5478-5429-7 / R·2350
定价：148.00元

————————————————————————————

本书如有缺页、错装或坏损等严重质量问题，请向印刷厂联系调换

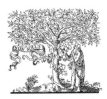

Elsevier (Singapore) Pte Ltd.

3 Killiney Road,

#08-01 Winsland House I,

Singapore 239519

Tel: (65) 6349-0200; Fax: (65) 6733-1817

Contemporary Management of Temporomandibular Joint Disorders, An Issue of Oral and Maxillofacial Surgery Clinics of North America, 1st Edition
Copyright © 2015 Elsevier Inc. All rights reserved.
ISBN-13: 9780323354479

This translation of Contemporary Management of Temporomandibular Joint Disorders, An Issue of Oral and Maxillofacial Surgery Clinics of North America, 1st Edition by Daniel E. Perez, Larry M. Wolford was undertaken by Shanghai Scientific & Technical Publishers and is published by arrangement with Elsevier (Singapore) Pte Ltd.

Contemporary Management of Temporomandibular Joint Disorders, An Issue of Oral and Maxillofacial Surgery Clinics of North America, 1st Edition by Daniel E. Perez, Larry M. Wolford 由上海科学技术出版社有限公司进行翻译，并根据上海科学技术出版社有限公司与爱思唯尔（新加坡）私人有限公司的协议约定出版。

《颞下颌关节病外科诊疗策略》（张善勇 主译）

ISBN: 978-7-5478-5429-7

内容提要

本书精选发表于国际著名口腔颌面外科学期刊 *Oral and Maxillofacial Surgery Clinics of North America* 的临床综述性文章，该期刊在国际口腔医学，尤其是口腔颌面外科学领域具有导向及指南作用。

全书共分 11 个专题，对国际上当前各类颞下颌关节疾病的治疗进展进行了系统性的归纳和总结，着重介绍了外科诊治各类颞下颌关节疾病的先进经验和原则，可极大地拓宽读者的知识面和视野。通过流程图的方式凝练了各类疾病的诊断及治疗原则，使其简要明了，利于大众普及。

本书的主要读者对象为我国口腔颌面外科、正畸科及修复科医生，旨在为广大口腔科医生提供当前颞下颌关节疾病诊治的先进理念和经验。

译者名单

主　　译　张善勇

主　　审　杨　驰

译者名单（按姓氏笔画排序）

王烨欣　毛　懿　李慧萍　张善勇

张耀升　陈旭卓　陈欣慰　周知航

徐伟峰　谢昕儒　甄锦泽

编者名单

主编

DANIEL E. PEREZ, DDS
Clinical Assistant Professor, Department of
Oral and Maxillofacial Surgery, University of
Texas Health Science Center, San Antonio,
San Antonio, Texas

LARRY M. WOLFORD, DMD
Clinical Professor, Departments of Oral
and Maxillofacial Surgery and Orthodontics
Texas, A&M University Health Science
Center Baylor College of Dentistry, Baylor
University Medical Center, Dallas, Texas

咨询主编

RICHARD H. HAUG, DDS
Carolinas Center for Oral Health, Charlotte,
North Carolina

编者

RUY CARRASCO, MD
Chair, Division of Rheumatology,
Rheumatology, Dell Children's Medical
Center of Central Texas, Austin, Texas

DANIEL SERRA CASSANO, DDS
Department of Pediatric Dentistry,
Faculdade de Odontologia de Araraquara,
Universidade Estadual Paulista-UNESP
Araraquara School of Dentistry; Private
practice, Araraquara, SP-Brazil

VANESSA CASTRO, DDS
Private Practice, Salvador-Bahia, Brazil;
Residency of Oral and Maxillofacial Surgery,
Federal Bahia University, Salvador, Bahia,
Brazil

JOÃO ROBERTO GONÇALVES, DDS, PhD
Department of Pediatric Dentistry,
Faculdade de Odontologia de Araraquara,
Univ Estadual Paulista-UNESP Araraquara
School of Dentistry, Araraquara, Brazil

**RAÚL GONZÁLEZ-GARCÍA, MD, PhD,
FEBOMFS**
Consultant Surgeon, Department of Oral
and Maxillofacial-Head and Neck Surgery,
University Hospital Infanta Cristina;
International Member of the American
Society of Temporomandibular Surgeons
（ASTMJS）, Active Member of the
European Society of Temporomandibular
Surgeons（ESTMJS）, Honorary Professor,
University of Extremadura（UEx）School of
Medicine, Badajoz, Spain

DAVID HOFFMAN, DDS
Director, Oral & Maxillofacial Surgery,
Staten Island University Hospital, Staten

Island, New York

AARON LIDDELL, DMD, MD, FACS
Former Chief Resident, Oral & Maxillofacial Surgery, University of Texas HSC San Antonio, San Antonio, Texas

PUSHKAR MEHRA, BDS, DMD
Associate Professor and Chairman, Department of Oral and Maxillofacial Surgery, Boston University Henry M. Goldman School of Dental Medicine, Boston, Massachusetts

LOUIS G. MERCURI, DDS, MS
Visiting Professor, Department of Orthopedic Surgery, Rush University Medical Center, Chicago, Illinois; Clinical Consultant, TMJ Concepts, Ventura, California

REZA MOVAHED, DMD
Private Practice, Clinical Assistant Professor, Orthodontics, Saint Louis University, St Louis, Missouri

MOHAMMED NADERSHAH, BDS, MSc
Assistant Professor, Department of Oral and Maxillofacial Surgery, Faculty of Dentistry, King Abdul Aziz University, Jeddah, Saudi Arabia; Formerly, Resident, Department of Oral and Maxillofacial Surgery, Boston Medical Center, Boston University Henry

M. Goldman School of Dental Medicine, Boston, Massachusetts

DANIEL E. PEREZ, DDS
Clinical Assistant Professor, Department of Oral & Maxillofacial Surgery, University of Texas Health Science Center, San Antonio, San Antonio, Texas

LEANN PUIG, DMD
OMFS Resident, Kings County Hospital, Brooklyn, New York

LUCIANO REZENDE, DDS, MSc
Department of Pediatric Dentistry, Faculdade de Odontologia de Araraquara, Universidade Estadual Paulista–UNESP Araraquara School of Dentistry; Private Practice, Araraquara, SP–Brazil

DANIEL B. RODRIGUES, DDS
Clinical Professor, Residency of Oral and Maxillofacial Surgery, Federal Bahia University; Private Practice, Salvador, Bahia, Brazil

LARRY M. WOLFORD, DMD
Clinical Professor, Departments of Oral and Maxillofacial Surgery and Orthodontics Texas, A&M University Health Science Center Baylor College of Dentistry, Baylor University Medical Center, Dallas, Texas

中文版序一

颞下颌关节（temporomandibular joint, TMJ）是颅颌面部唯一借下颌骨髁突与颞骨关节窝、关节囊等与颅骨相连的多向运动关节，是牙、颅颌面发育的整体结构之一。TMJ 也是全身骨骼中唯一的左右联动关节。TMJ 的运动由牙、上颌骨、颅底和肌肉等结构共同完成咀嚼（咬合）、吞咽、语言和呼吸等重要生理功能；同样，TMJ 的发育过度或不全也会影响面容的完整。

TMJ 可以说是运动次数最频繁、咬合力最大的关节，其受力之大甚至可以承受一个运动中成人的体重。频繁的运动常易导致 TMJ 创伤，除面部外伤外，更常见咬合创伤，因而 TMJ 疾病也是颌面部最常见的多发病。

TMJ 作为全身关节之一，虽其结构、功能等不完全等同于其他关节，但也具有全身其他关节疾病的共性：一些全身性疾病也可发生在 TMJ，如骨关节炎、类风湿关节炎等。

有关颞下颌关节疾病保守诊治的专著相对较多，但关于颞下颌关节外科治疗的系统性专著却少之又少。2015 年，由国际著名颞下颌关节外科专家 Daniel E. Perez 和 Larry M. Wolford 共同主编的《颞下颌关节病外科诊疗策略》（*Contemporary Management of Temporomandibular Joint Disorders*）一书，着重对当前国际上主流的颞下颌关节外科诊疗方式进行了系统性梳理和总结。全书分为 11 个专题，不仅通过流程图的方式凝练了包含青少年特发性关节炎，TMJ 髁突吸收、增生，以及 TMJ 先天性畸形等各类常见疾病的诊断及治疗原则，而且还介绍了一些国际上的先进治疗理念，如关节盘复位固定、计算机辅助技术，以及人工关节-正颌-正畸治疗等。本书大大丰富了关于颞下颌关节疾病的外科诊疗手段，对于口腔颌面外科和正畸科医生的临床实际工作均具有较大的帮助。

由张善勇教授主译、上海交通大学医学院附属第九人民医院口腔颌面外科多名专家参与翻译的这本《颞下颌关节病外科诊疗策略》，将对我国口腔颌面外科、颞下颌关节外科及正畸科在这方面的临床诊治工作起到补阙拾遗的推动作用。

我要感谢他们的辛勤劳动，也诚挚地向国内同道推荐这本书。

中国工程院院士

中国医学科学院学部委员

上海交通大学荣誉讲席教授

2021 年 6 月

中文版序二

    颞下颌关节是人体中唯一的双侧联动关节，兼具滑动和转动功能，是人体最复杂的关节结构。颞下颌关节病作为口腔颌面部的第四大疾病，常引起张口受限、疼痛、咬合错乱等，严重影响患者的生活质量。口腔科临床医生，尤其是口腔颌面外科、正畸科及修复科医生，都诊疗过存在颞下颌关节相关问题的患者，但往往没有太好的解决方法，也容易引起医患矛盾。

    随着国际颞下颌关节外科诊疗理念及技术的发展，由 Daniel E. Perez 教授和 Larry M. Wolford 教授共同主编的 *Contemporary Management of Temporomandibular Joint Disorders* 一书，综合了大量从事该疾病研究的医务工作者的经验。不仅涉及关节强直、关节盘复位等传统的关节外科诊疗手段，而且涵盖了关节外科与正颌外科、髁突特发性吸收的诊治等热点问题。特别是详细介绍了关节盘复位锚固术、关节镜手术的治疗和随访研究，代表了颞下颌关节外科最前沿的治疗技术。

    目前，我国在颞下颌关节外科领域的专著仍属空白。张善勇教授多年来一直从事颞下颌关节疾病的临床与基础研究工作，由其主译的这本《颞下颌关节病外科诊疗策略》，将有助于提高我国口腔科医生对颞下颌关节专科的认知水平，进而推动该领域的临床工作。

中国工程院院士

上海交通大学特聘教授

上海交通大学医学院附属第九人民医院终身教授

2021 年 6 月

中文版前言

颞下颌关节是人体最复杂的关节，颞下颌关节病作为临床上的常见病和多发病，是口腔颌面外科学的重要组成部分，也是口腔医学中的难点。我国颞下颌关节外科起步较晚，整体水平远远落后于国外。在大多数医院，仍以保守治疗为主，颞下颌关节仍被认为是手术难点。

近 30 年来，在上海交通大学医学院附属第九人民医院口腔外科杨驰教授的引领下，国内的关节外科逐渐兴起，并具有极大的发展潜力。上海交通大学医学院附属第九人民医院口腔外科开设的关节专科门诊，每年诊治超过 50 000 名患者，成为国内最大的颞下颌关节外科临床基地。而国内大多数医院尚未设立关节专科，因此造成了医疗资源分配不均的现状。如何向其他院校乃至地级医院普及并推广国际颞下颌关节外科的先进诊疗理念，是一项迫在眉睫的任务。因此，我们希望通过翻译外文专著的方式对颞下颌关节外科的治疗进展和基本治疗原则进行普及，以此在一定程度上带动国内颞下颌关节领域临床、科研及教学工作的发展。

目前国内外已出版的相关专著多集中于关于保守治疗及咬合治疗的探讨，针对颞下颌关节外科的专著少之又少。*Contemporary Management of Temporomandibular Joint Disorders* 作为国际著名口腔颌面外科学期刊 *Oral and Maxillofacial Surgery Clinics of North America* 的关节专刊，由国际著名颞下颌关节外科专家 Daniel E. Perez 教授和 Larry M. Wolford 教授共同主编，其内容在国际口腔医学，尤其在口腔颌面外科学领域具有导向及指南作用。本书对发表于国际著名期刊的临床综述和研究进展进行精选，对临床上常见的颞下颌关节相关疾病进行分类，共有 11

个专题。通过流程图的方式，凝练了各类疾病的诊断及治疗原则，使其简要明了，利于普及。每个专题中都有相关领域的顶尖专家针对各类疾病临床诊治的经验总结和心得归纳，具有良好的指导作用。

希望本书可以为口腔各科医生的临床实践提供参考。译文中可能存在不足、疏漏，还请广大同道给予批评和指正。

张善勇

2021 年 5 月

英文版前言

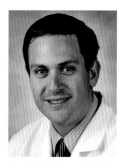 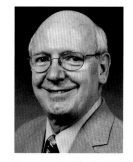

Daniel E. Perez, DDS　　　Larry M. Wolford, DMD

在过去 30 年，颞下颌关节（temporomandibular joint, TMJ）外科的发展经历了巨大的困难及变化。在 20 世纪 80 年代，TMJ 外科还处于相对初级的阶段，此时 Proplast/Teflon 作为"神奇的产品"被广泛用于 TMJ 手术患者的关节盘置换和全关节假体置换。在很长一段时间，该产品被认为是 TMJ 重建的首选，直到它于 1991 年被 FDA 召回并禁用。数以千计的患者为其所害，并导致大量诉讼的发生。

此后一段时间，无论是外科医生还是教学，都在极力回避 TMJ 手术，几乎一夜之间，TMJ 变成了手术禁区。然而，随着其他 TMJ 植入系统和各类自体移植技术的应用，TMJ 外科仍在不断磨砺中发展，虽然依旧存在一些问题和不足之处，但再也没有类似 Proplast / Teflon 的灾难发生。

我们作为本书的主编，十分感谢 *Oral and Maxillofacial Surgery Clinics of North America* 编辑部能将本期内容作为 TMJ 专栏刊出。口腔颌面外科学有诸多亚专业，我们很自豪能有机会在这个平台推进科学、健康和教育的发展。作为教师，尽管学科的发展历史十分曲折，但我们有责任投入足够的时间和精力进行 TMJ 的基础及临床研究，并为读者提供目前最适合的治疗方案。

我们也欢迎年轻的口腔颌面外科医生，因为本专刊提供的文章来自全球最优秀的颞下颌关节外科医生的最新合作和研究。随着我们专业自 20 世纪八九十年代起的发展，我们不断地接受并且改进了一些技术，如 MRI，这是 TMD 诊断或手术导航和虚拟规划最为重要的工具。同样，尽管 FDA 加大了监督力度，还是出现了一系列新型假体植入系统和治疗技术。

成为一名口腔颌面外科医生是一件激动人心的事情。我们希望激发其他口腔颌面外科领域的医生对 TMJ 的兴趣，以便他们为患者提供更好的治疗。医生是一个需要不断学习的职业，希望随着研究的深入，我们能对人体中最有趣的关节 —— 颞下颌关节有更为全面的理解。

Daniel E. Perez, DDS
Department of Oral and Maxillofacial Surgery
University of Texas Health Science Center
San Antonio
7703 Floyd Curl Drive, MC 7908
San Antonio, TX 78229, USA

Larry M. Wolford, DMD
Departments of Oral and Maxillofacial Surgery
and Orthodontics Texas
A&M University Health Science Center
Baylor College of Dentistry
Baylor University Medical Center
3409 Worth St. Suite 400
Dallas, TX 75246, USA

E-mail addresses:
perezd5@uthscsa.edu (D.E. Perez)
lwolford@drlarrywolford.com (L.M. Wolford)

目　录

1 青少年特发性关节炎概述，以及累及颞下颌关节的临床表现与治疗

Juvenile Idiopathic Arthritis Overview and Involvement of the Temporomandibular Joint Prevalence, Systemic Therapy

Ruy Carrasco, MD

张善勇，陈欣懑　译

关键词

- 类风湿性关节炎
- 青少年特发性关节炎
- 青少年类风湿性关节炎
- 青少年慢性关节炎
- 颞下颌关节

要点

- 在过去10年里，针对关节炎的治疗取得了重大进展。
- 这些进展促进了颞下颌关节炎的治疗发展，但评估和管理在成人和儿科风湿病专家之间存在显著差异。
- 全口曲面断层片和计算机断层扫描是判断 TMJ 疾病的常用手段，使用 TMJ-MRI 是诊断急性与慢性疾病的首选方式。
- 关节内类固醇注射、关节穿刺术、生物疗法（关节内和全身）和手术在预防长期不良反应方面发挥作用。

引　言

颞下颌关节（temporomandibular joint, TMJ）是关节炎的众多发病部位之一。随着关节影像技术的成熟，我们可以更好地了解 TMJ 疾病的发病和进展情况。TMJ 疾病在青少年中相对较多。尽管成人和青少年关节炎具有共同的病理生理学特征，但仍存在诸多不同之处。青少年关节炎是 TMJ 关节炎领域的研究重点，本文旨在讨论青少年特发性 TMJ 关节炎的分类和治疗。

青少年特发性关节炎的分类

在北美约有 300 000 名儿童患有关节炎，其中约有一半患有青少年特发性关节炎

（juvenile idiopathic arthritis, JIA）。发达国家的 JIA 流行率为 0.01%～0.15%。JIA 是青少年中最常见的慢性风湿病。JIA 在北美和欧洲分别被称为青少年类风湿性关节炎（juvenile rheumatoid arthritis, JRA）或青少年慢性关节炎（juvenile chronic arthritis, JCA）（表 1-1）[1, 2]。

JIA 的临床特征是关节晨僵、肿胀、压痛以及运动受限。它在较年轻的人群中通常具有隐匿性发作的特点，关节炎性疾病或过度使用抗炎药物都可能导致 JIA 的发生。目前的生物制剂可以减轻 JIA 的致畸程度，从而降低患者进行关节置换手术的可能性。另外，新兴的各类生物或小分子药物疗法对 JIA 的疗效尚不明确。

JRA 中的术语"类风湿"是指肿胀的关节，但有些人将其解释为"成人类风湿性关节炎（rheumatoid arthritis, RA）"。引入"慢性"一词有助于理解美国风湿病学会（American College of Rheumatology, ACR）对 JRA 分类的一些问题，但 JCA 分类系统有其自身的局限性[3]。为了避免 JRA 和 JCA 分类的混乱和缺陷，国际风湿病学协会联盟（International League of Associations for Rheumatology, ILAR）开发了我们今天使用的 JIA 分类系统。该分类系统指出了排除和包含标准，同时展示了 JIA 每种亚型的独特性质。

JIA 命名法包括最新的临床、实验室和基因组学数据。然而，它也有自身的局限性[4, 5]。随着基因组学，蛋白质组学和代谢组学研究的不断深入，对当前自身炎症和自身免疫疾病分类方案的修改需求将更加明确。

ILAR 分类系统中的 JIA 定义为在 16 岁之前发病且关节炎持续至少 6 周的患者。该分类定义了 7 种发病类别：少关节型（持续性和扩展性）、多关节类风湿因子（rheumatoid factor, RF）阴性型、多关节 RF 阳性型、全身型、银屑病相关性关节炎、附着点炎相关性关节炎和其他型。其他型是指不符合任何亚型标准或满足一种以上亚型的患者。

表 1-1　青少年关节炎分类

分　类	ACR（1972）	ILAR（1997）
命名	青少年类风湿性关节炎（JRA）	青少年特发性关节炎（JIA）
关节炎发病时间	＜ 16 岁	＜ 16 岁
关节炎持续时间	≥ 16 周	≥ 16 周
亚型	少关节型	少关节型（50%） 扩展性 持续性
	多关节型	多关节型 RF 阴性（15%～25%） RF 阳性（5%～10%）
	全身型	全身型（5%～10%） 银屑病相关性关节炎（5%～10%） 附着点炎相关性关节炎（5%～10%） 其他（10%）

注：ACR，美国风湿病学会（American College of Rheumatology）；ILAR，国际风湿病学协会联盟（International League of Associations for Rheumatology）；RF，类风湿因子（rheumatoid factor）。

少关节型 JIA

为最常见的 JIA 亚型，是指发病前 6 个月内仅有 1～4 个关节受累，约占总数的 50%。其发病的高峰年龄为 2 岁，女性和男性患者的比例为 5∶1。超过 6 个月后，如果累及的关节仍不超过 4 个，则称为持续性少关节型 JIA；若超过 4 个关节受累，则称为扩展性少关节型 JIA。

如果患者具备以下几种情况之一，则不属于少关节型 JIA：① 患有银屑病或者是银屑病的一级亲属。② HLA-B27 阳性或 RF 阳性。③ 有强直性脊柱炎、Reiter 综合征、炎症性肠病的骶髂关节炎。④ 全身型 JIA 的特征。在少关节型 JIA 中，抗核抗体（antinuclear antibody, ANA）试验的阳性率高达 80%。少关节型 JIA 群体通常不具有阳性 RF。多达 30% 的少关节型 JIA 患者患有葡萄膜炎（有时被称为虹膜炎或虹膜睫状体炎）。

多关节型 JIA

约占 JIA 总数的 40%，是指在发病的前 6 个月内累及 ≥ 5 个关节，根据 RF 检测结果，可分为 RF 阳性多关节型 JIA（占 JIA 总数的 5%～10%）和 RF 阴性多关节型 JIA。RF 阳性是指在疾病发作的最初 6 个月内，间隔 3 个月以上，有 2 次或更多次 RF 检测为阳性。

RF 阳性多关节型 JIA 在基因型和表型上是与 RF 阳性成人 RA 最相似的一种亚型。它们具有相似的血清学指标，如 RF 以及抗环瓜氨酸肽（citrullinated peptide, CCP）都为阳性。该亚型中有 5%～10% 的患儿呈 RF 和抗 CCP 检测阳性，该 2 种阳性指标与疾病严重程度之间存在明显的相关性[6, 7]。该亚型患儿发病年龄较大，多为女性，且发病具有对称性。

RF 阴性多关节型 JIA 分型不如阳性型明确，至少存在 2 种亚型，该型患儿发病年龄更小，多为男性，且发病具有不对称性。与 RF 阳性多关节型 JIA 相比，RF 阴性型中 ANA 和葡萄膜炎呈阳性的比例更高。ANA 阳性、RF 阴性的多关节炎亚型的临床表现与少关节型 JIA 最为类似[5]。

全身型 JIA

为罕见的亚型之一，具有显著的致畸和死亡率。该亚型无性别或发病年龄偏好。发生在成年人的全身型 JIA 被称为成人型 Still 病，该型在发病初期关节炎症状隐匿，或表现类似急性感染、川崎病、凝血障碍或恶性肿瘤的症状，因此早期诊断困难。该亚型随着病情进展，出现至少 2 周的发热或至少 3 天连续发热，伴随关节炎的前驱症状，并且具有以下一种或多种症状：消逝性皮疹、全身性淋巴结肿大、肝/脾肿大或浆膜炎［心包炎、胸膜炎和（或）腹膜炎］。

患有全身型 JIA 的患者，可伴有发热、皮疹、关节炎、白细胞增多和急性期炎症反应物异常增高等全身性表现。5%～8% 的全身型 JIA 患儿可发生巨噬细胞活化综合征（macrophage activation syndrome, MAS）[8]，其特征为发热、肝脾肿大、凝血功能障碍和铁蛋白水平显著升高，严重者可危及生命；同时，由于巨噬细胞和致病性 T 细胞对造血成分的吞噬作用，还可导致甘油三酯、天冬氨酸、转氨酶和丙氨酸转氨酶的增加[9]。

附着点炎相关的关节炎（enthesitis-related arthritis, ERA）

指关节炎合并附着点炎；或患有附着点炎或关节炎，且伴有以下至少 2 种情况：① HLA-B27 抗原。② 骶髂关节压痛和（或）

炎性腰骶部疼痛（晨僵）史。③ 大于 6 岁且患有关节炎的男性。④ 前葡萄膜炎。⑤ 强直性脊柱炎、Reiter 综合征、炎性肠病骶髂关节炎、一级亲属急性前葡萄膜炎的病史。

附着点炎表现为附着点处的炎症（肌腱、韧带、关节囊或筋膜），伴有触痛和（或）肿胀。这类患者不存在一级亲属患银屑病或牛皮癣的病史、RF 阳性以及全身型的 JIA。

银屑病性 JIA

表现为关节炎合并牛皮癣。患有关节炎且符合以下 2 种及以上症状的患者也可定义为银屑病性 JIA：① 指趾炎（超出关节边缘的深度肿胀）。② 指甲凹陷或指甲剥离。③ 一级亲属有银屑病病史。以下情况除外：① 6 岁以后 HLA-B27 阳性的男性患者。② RF 阳性的患者。③ 患有强直性脊柱炎、Reiter 综合征、脓疱性肠炎和炎症性肠病。④ 全身性 JIA 特征的患者。

JIA 患者中，葡萄膜炎的发生通常具有潜伏性、无症状且双侧发病（70% 的患者）。在发病早期，超过 90% 的患者可出现葡萄膜炎的症状；然而，葡萄膜炎与关节炎的严重程度并无明显关联，反之亦然。ANA 阳性是葡萄膜炎的危险因素，但该指标并不用于诊断关节炎或葡萄膜炎[10]。与 ANA 检测类似，RF 检测亦不能用于关节炎诊断，但它有助于 JIA 的危险程度分级。

累及颞下颌关节的青少年特发性关节炎

颞下颌关节炎的流行病学和临床表现

TMJ 是 JIA 最常累及的关节之一。文献报道 JIA 患者中，17%～87% 存在 TMJ 关节炎症状，根据影像学可分为关节炎（非免疫性）和 JIA 各亚型（自身免疫性）[11-13]。根据患者发病情况，TMJ 的临床和影像学表现可存在较大的个体差异。

目前关于 JIA 患者伴发颞下颌关节紊乱（temporomandibular joint disorders, TMD）的临床研究显示，TMD 的临床表现与关节炎的程度缺乏明确的相关性[12, 13]。一项研究显示，临床检查和 MRI 检查之间缺乏相关性[14]，其原因可能包括：健康的儿童有时也存在 TMD 的表现[15]；临床触诊难以准确地反映 TMJ 疼痛或肿胀程度；同时 JIA 患儿的疼痛表现具有较大差异[16, 17]。因此，临床表现难以准确评估关节炎进展、治疗效果和关节形态变化。

影像学诊断

X 线片［包括曲面断层片（OPG）和头影测量片］、计算机断层摄影（computed tomograph, CT）、超声检查及 MRI，可以确定 TMJ 关节炎的严重程度。OPG 是最常用于评估 TMJ 的影像学方法之一，具有易于拍摄、成本相对较低等优势。一项使用 OPG 的研究显示，无症状的 TMJ 关节炎占比高达 69%[18]，然而 OPG 无法评估关节内渗出、血管形成、滑膜增厚等指标，以判断关节炎是否处于活动期或慢性期。

与 OPG 相比，CT 能够提供更为详细的髁突及周围结构影像。虽然较 MRI 相比，CT 的成像时间较短，但其具有与 OPG 相似的缺点，较难反映关节炎处于活动期或静止期，以及其软组织的变化。

超声可用于检测 JIA 或其他关节炎中滑膜炎及骨破坏的进展情况，然而对早期病变并不敏感，即使是经验丰富的医生也很难应用超声判断早期病变[19]。

MRI 可评估包括软骨、骨、韧带、肌腱、滑膜和腱鞘在内的关节结构。在炎症性关节炎中，MRI 可准确地反映滑膜炎的进展及预后情况，包括骨髓水肿、滑膜增厚、骨破坏、渗出、软骨损伤、关节盘和韧带等。因此，MRI 被认为是诊断和评价炎症性关节炎的金标准[20, 21]。MRI 对于累及 TMJ 的 JIA 具有较高的敏感性。

Kuseler 等[14]在一项研究中发现，MRI能够准确地反映 TMJ 的病变情况。然而，该研究仅比较了 JIA 与成人 TMJ MRI 表现，并没有与同龄青少年 TMJ MRI 进行比较，因此存在一定的缺陷。后续有两项研究对上述缺陷进行了补充[22, 23]。在健康儿童的 TMJ 中存在钆吸收的现象，但目前其临床意义尚不明确。尽管如此，MRI 具有诊断急、慢性或急性 TMJ 关节炎慢性发作的特殊优势。最近的一项研究也总结了 TMJ关节炎急性期（滑膜增强、滑膜渗出、滑膜增厚和骨髓水肿）和慢性期（TMJ 关节炎、血管翳、髁突吸收、骨破坏和关节盘改变或移位）的 MRI 表现[20]。

在有或无钆增强的情况下对 TMJ 进行MRI 检查是十分必要的[20]。钆增强 MRI 可以改善滑膜组织、骨破坏和软骨变化的成像。MRI 的高场强标准是 1.5 T。现在 3.0 T的 MRI 可显示更多正常和病理改变的细节，并缩短扫描时间。不同尺寸的线圈用于不同的成像部位，TMJ 也有其特定的专用线圈。MRI 的缺点包括成本较高、需要不同序列对照和成像时间较长，此外一些患者需要镇静才能完成拍摄。

风湿病专科医生的治疗观点

无论是对于成人还是青少年关节炎，都有一个共同的治疗目标：早期发现、早期预防和早期治疗。对于 TMJ 关节炎，口腔颌面外科医生、正畸医生、口腔全科医生和风湿病专科医生应有一个共同的治疗目标。针对自身免疫性关节炎和类似的 TMJ 关节炎的治疗，包括了物理疗法、社会-心理支持、抗炎药物疗法、免疫调节药物疗法和手术治疗（表 1-2）。

表 1-2　颞下颌关节炎的治疗

方　法	推荐药物	剂　量	给药时间	改　善	关　键　点
关节内类固醇	己曲安奈德	5～10 mg/TMJ	最少 4 个月	1/2 的患者在 MRI 上有改善	可以直接操作，或用 CT、超声辅助
电离子透入	地塞米松磷酸钠	1.5 mL，每次单侧 TMJ 总共 6 mg	1～3 天，共 8～10 次	最大张口度 68%，最大侧方运动 69%，TMJ 疼痛 73%	用于离子电透入疗法的双极电极，在 15～30 分钟内递送药物
TNF 抑制剂	英夫利昔单抗	0.5～1 mL，10 mg/mL	不明	6/48 的患者在 MRI 上有改善	23 号针，生理盐水灌洗
关节穿刺	己曲安奈德	0.5 mL，20 mg/mL		3～8 个月后最大被动张口度、最大张口度和疼痛都有改善；两组间没有明显差别	关节穿刺术：维生素 B_{12} 和生理盐水

TMJ 关节炎如未早发现，可能会对 TMJ 和咀嚼系统造成不可逆转的损害，如小下颌畸形、咬合紊乱、下颌后缩、深覆盖等，需要通过手术如下颌前徙或 TMJ 置换手术来矫正。

风湿病学家常用的药物治疗包括非甾体类抗炎药（nonsteroidal anti-inflammatory drugs, NSAID）、皮质类固醇（口服、静脉注射、关节内注射）、传统抗风湿病缓解药（disease-modifying antirheumatic drugs, DMARD）和生物制剂 DMARD。

ACR 在 2011 年和 2013 年公布了 JIA 的治疗指南，指出应综合考虑疾病活动的严重程度、预后的特征、骶髂关节受累情况、受累关节个数和全身型关节炎[24, 25]并将疾病分为低、中、高三个等级。

NSAID 对于 1/4～1/3 的 JIA 患者有效，主要针对少关节型 JIA[26]。其治疗目标是改善疼痛和僵硬，并在 TMJ 关节炎的治疗中取得了一些成效[27]。但目前使用局部 NSAID 来治疗 TMJ 疾病尚无充分依据。NSAID 可以作为单一疗法用于病情较轻的患者，但需要密切监测。对于患有病情较重、累及范围较广的患者，NSAID 应作为辅助治疗手段进行干预。如果患者具有关节损伤、关节挛缩或疾病恶化的表现，则不应将 NSAID 用作单一疗法。

DMARD 有助于预防或治疗关节炎，并减轻其后遗症。常用的 DMARD 是柳氮磺胺吡啶、氨甲蝶呤和来氟米特。其他 DMARD 如 D-青霉胺、硫唑嘌呤、霉酚酸酯和环孢菌素在 JIA 中不常用，羟氯喹除外。2011 年 ACR 特别工作组声明不推荐单独使用羟氯喹治疗 JIA。氨甲蝶呤是 JIA 中最常用的 DMARD。通过口服或皮下途径治疗 JIA 的摄入剂量为每周 10～25 mg/m²，

每周不超过 30 mg，通常每天搭配 1 mg 叶酸联用以减轻氨甲蝶呤的副作用。有文献表明[28]，氨甲蝶呤是唯一对治疗 TMJ 关节炎有重要疗效依据的 DMARD。但该研究局限于患有少关节型和多关节型 JRA 的患者，并且未使用 MRI 对 TMJ 功能或疾病活动度进行评估。

关节穿刺或同期注射透明质酸钠常用于诊治 TMJ 骨关节炎[29]，但该方法尚未在 JIA 中应用。最近的一项前瞻性研究对 21 例伴有 TMD 症状的 JIA 患者实施了关节穿刺，患者随机分为 2 组：单纯关节穿刺组和关节穿刺＋己曲安奈德注射组。8 个月随访显示，两组 TMJ 功能（最大被动开口度和最大开口度）和症状均有改善，但两组之间无统计学差异。

关节内类固醇（intra-articular steroids, IAS）注射已成功应用于青少年及成人 TMJ 的关节炎症治疗[31, 32]。己曲安奈德（triamcinolone hexacetonide, THA）治疗全身其他关节炎的疗效优于曲安奈德、倍他米松和醋酸甲泼尼龙[24, 33]。MRI 评估显示，约一半的患者经 IAS 治疗后影像学表现有改善。Stoll 等研究发现，18% 的患者 TMJ 的临床症状完全消退；而且另有研究[34, 35]也证实了 IAS 的安全性和有效性。THA 在 TMJ 关节上腔注射时，其使用剂量为 5～10 mg（20 mg/mL）；THA 可单独给药，或与麻醉剂（1% 利多卡因）同时应用；IAS 注射可在 CT 或超声引导下进行，有经验的医生也可直接进行注射。

IAS 治疗改善应持续至少 4 个月，如少于 4 个月，则应考虑采用其他方法，如全身治疗。地塞米松离子电渗疗法是一种无创性的治疗方法，在接受该疗法的患者中，68% 的最大张口度有所改善，69% 的最大侧方

运动有所改善，73% 的 TMJ 疼痛消退。

应用皮质类固醇治疗 TMJ 关节炎可能存在隐患。一项兔实验模型的研究[36]证明 IAS 对下颌骨生长有抑制作用；而在一项山羊模型，以及其他人体研究中没有发现这种抑制作用。特别值得一提的是，IAS 治疗也存在不良反应，有病例报道，成人创伤性 TMD 治疗后出现关节强直，也有一系列病例报道了成人骨关节炎治疗后引起髁突头（纤维层软骨及骨质）受损、色素减退、面部肿胀和脂肪萎缩[32, 37, 38]。

生物制剂包括肿瘤坏死因子（tumor necrosis factor alpha, TNF-α）抑制剂，白细胞介素 1（interleukin-1, IL-1）抑制剂，T 细胞共刺激抑制剂（T-cell costimulation inhibitor, CTLA4-Ig），IL-6 抑制剂和抗 CD20 单克隆抗体，这些药物可以经皮下或静脉内给药。还有一类新兴小分子药物通常被称为口服生物制剂，包括 JAK 激酶抑制剂（JAK 抑制剂），如托法替尼。托法替尼仅被批准用于成人 RA，在 TMJ 关节炎或 JIA 中尚未有使用托法替尼治疗的研究。

许多研究评估了生物制剂在成人和儿童自身免疫性关节炎中的安全性、有效性和不良反应，其中包括 16 项关于 JIA 的随机对照试验（randomized controlled trials, RCT）。目前市售的 5 种 TNF-α 抑制剂中，有 3 种（依那西普、阿达木单抗、英夫利昔单抗）可用于治疗 JIA，使用时常与氨甲蝶呤联合使用。

市售的 3 种 IL-1 抑制剂（阿那白滞素、康纳单抗、利纳西普）通过皮下注射给药。IL-1 抑制剂通常专门用于治疗全身型 JIA；阿巴西普（T 细胞共刺激抑制剂），是一种细胞毒性 T 细胞淋巴细胞抗原 -4（CTLA4-Ig）的与人免疫球蛋白的 Fc 区融合而成的

蛋白制剂，已用于治疗 JIA 的 RCT 研究；托珠单抗是一种 IL-6 抑制剂，对全身型 JIA 和多关节型 JIA 有效；利妥昔单抗是针对 B 细胞上的 CD20 受体的嵌合单克隆抗体，在 JIA 的研究中报道较少，但在成人 RA 中较多。

研究表明，在一部分对氨甲蝶呤、IAS、生物疗法或联合用药等治疗都无效的患者中，通过 TNF-α 抑制剂单一给药或与氨甲蝶呤联合用药，可缓解 TMJ 疼痛，改善功能[39, 40]，且对全身其他关节炎也具有一定疗效[41]。另有一项研究[42]纳入了 24 例难治性 JIA 患者（至少经过 2 轮 IAS 关节上腔注射治疗无效），证明了英夫利昔单抗的安全性和有效性，患者除了进行全身性治疗外，均接受了 1 轮或 2 轮关节上腔局部注射英夫利昔单抗的治疗，在 48 侧 TMJ 中，有 6 侧 TMJ（来自 5 名患者）症状消退，且尚未有其他类似生物制剂关节上腔局部注射的研究报道。

生物治疗不良反应的发病率和死亡率同样也受到广泛关注。对成人和青少年关节炎患者的生物学 RCT 研究，引发了人们对治疗后恶性肿瘤风险的担忧。研究显示 JIA 和 RA 中恶性肿瘤的风险增加，但现有的数据难以解释其原因。成人和患儿经 TNF-α 抑制剂治疗后也会罕见以下不良反应：神经系统改变（视神经炎、多发性硬化）、牛皮癣和狼疮样疾病。也会出现以下副作用，包括严重感染［细菌（军团菌、李斯特菌）、真菌（组织胞浆菌病、球虫病、曲霉菌病）］和分枝杆菌（结核病）。TNF-α 抑制剂对于妊娠和哺乳期的安全性尚不明确。

在开始生物治疗前，需实施的预防措施包括：治疗前后的结核病筛查，乙型肝炎病毒血清学筛查（HBsAg、HBcAb），丙

型肝炎抗体检测，缺乏水痘免疫力者需注射水痘疫苗，大于 60 岁的患者需注射带状疱疹疫苗。对于接受生物治疗的患者及其密切接触者，建议每年注射流感疫苗（表 1-3）。

围手术期感染风险也是接受 DMARD 或生物制剂治疗患者的关注点之一。炎症性关节炎感染的风险是源于疾病本身、并发症和皮质类固醇的使用。虽然在联合用药中所用到的氨甲蝶呤似乎不会增加手术感染的风险，但生物制剂治疗本身增加了患者围手术期感染的风险。如果确定在手术前停止使用生物制剂，那么应考虑包括病情恶化，药物半衰期以及重新用药时间等因素（表 1-3）。在确定伤口基本愈合并且没有活动性感染后，可以重新开始治疗。

讨 论

90% 以上的骨发育在 20 岁前完成[43]，TMJ 髁突骨关节面的软骨区骨形成也是如此，下颌骨发育持续至 16~18 岁（女性：16 岁；男性：18 岁）基本完成。JIA 研究为 TMJ 关节炎提供了重要科研和临床数据，本文所述的所有 JIA 亚型都可能累及 TMJ。

与青少年关节炎类似，各种形式的成人关节炎，如成人 RA、骨关节炎、银屑病关节炎和强直性脊柱炎，也可能累及 TMJ[44-46]。虽然青少年时期 TMJ 发生显著变化，但目前缺少相关的随机、双盲、安慰剂对照试验，因此需要开展 TMJ 关节炎的临床研究帮助口腔颌面外科医生和风湿病学家对病因进行全面评估，并确定最佳治疗方案，如物理治疗、咬合板、药物或外科手术治疗。

在过去的十年中，关节炎患者的护理工作取得了重大进展，也推动了 TMJ 关节炎的治疗进步。然而，TMJ 关节炎的诊断和治疗在成人和青少年间存在较大差异[47]。虽然炎性关节炎常累及 TMJ，但仅凭风湿病专科医生的专科检查很难判断疾病的活动程度，因此还需要口腔颌面外科医生的协作诊治。

虽然 OPG 和 CT 对于评估 TMJ 疾病有一定作用并且容易操作，但 MRI 是判断 TMJ 疾病进展的首选方式。TMJ 关节炎的治疗有多种方法，多学科联合诊疗是最好的治疗方式，可在患者疾病的不同时间点进行最适合的治疗。单种治疗模式不可能适合于所有患者，尤其对于处于生长发育期的儿

表 1-3 NSAID、常规 DMARD 和生物制剂 DMARD 监测

名 称	初 始 监 测	实验室监频率	半 衰 期
NSAID	全血细胞计数，血清肌酐，肝脏酶	每 6 个月	可变
氨甲蝶呤	全血细胞计数，血清肌酐，肝脏酶	剂量变化后 1~2 个月；剂量稳定后每 3~4 个月	成人 3~10 小时；儿童 1~6 小时
TNF 抑制剂	全血细胞计数，血清肌酐，肝脏酶 治疗开始前的结核病筛查 乙型肝炎或丙型肝炎抗体检测	每 3~6 个月 每年一次	依那西普：80 小时 英夫利昔单抗：8~9.5 天 阿达木单抗：14 天

童，同时由于疾病难以治愈，因此需要长时间的随访监测。IAS、关节穿刺术、生物治疗（关节内和全身）以及手术治疗在预防长期不良反应方面均可发挥作用。目前仍然需要更多的研究来探索更为有效、安全的治疗方案。

参考文献

［1］ Petty RE, Southwood TR, Manners P, et al. International League of Associations of Rheumatology classification of juvenile idiopathic arthritis: second revision, Edmonton, 2001. J Rheumatol 2004; 31: 390-2.

［2］ Fink CW, the Taskforce for Classification Criteria. Proposal for the development of classification criteria for idiopathic arthritides of childhood. J Rheumatol 1995; 22: 1566-9.

［3］ European League Against Rheumatism. Nomenclature and classification of arthritis in children. EULAR Bulletin No.4. Basel (Switzerland): National Zeitung AG; 1977.

［4］ Ferrell EG, Ponder LA, Minor L, et al. Limitations in the classification of childhood-onset rheumatoid arthritis. J Rheumatol 2014; 41(3): 547-53.

［5］ Martini A. It is time to rethink juvenile idiopathic arthritis classification and nomenclature. Ann Rheum Dis 2012; 71: 1437-9.

［6］ Omar A, Abo-Elyoun I, Hussein H, et al. Anti-cyclic citrullinated peptide (anti-CCP) antibody in juvenile idiopathic arthritis (JIA): correlations with disease activity and severity of joint damage (a multicenter trial). Joint Bone Spine 2013; 80: 38-43.

［7］ Gilliam BE, Chauhan AK, Low JM, et al. Measurement of biomarkers in juvenile idiopathic arthritis patients and their significant association with disease severity: a comparative study. Clin Exp Rheumatol 2008; 26: 492-7.

［8］ Ravelli A, Magni-Manzoni S, Pistorio A, et al. Preliminary diagnostic guidelines for macrophage activation syndrome complicating systemic juvenile idiopathic arthritis. J Pediatr 2005; 146: 598-604.

［9］ Grom AA, Mellins ED. Macrophage activation syndrome: advances towards understanding pathogenesis. Curr Opin Rheumatol 2010; 22: 561-6.

［10］ Heiligenhaus A, Niewerth M, Ganser G, et al. Prevalence and complications of uveitis in juvenile idiopathic arthritis in a population-based nation-wide study in Germany: suggested modification of the current screening guidelines. Rheumatology 2007; 46(6): 1015-9.

［11］ Arabshahi B, Cron R. Temporomandibular joint arthritis in juvenile idiopathic arthritis: the forgotten joint. Curr Opin Rheumatol 2006; 18(5): 490-5.

［12］ Billiau AD, Hu Y, Verdonck A, et al. Temporomandibular joint arthritis in juvenile idiopathic arthritis: prevalence, clinical and radiological signs, and relation to dentofacial morphology. J Rheumatol 2007; 34: 1925-33.

［13］ Pedersen TK, Kuseler A, Gelineck J, et al. A prospective study of magnetic resonance and radiographic imaging in relation to symptoms and clinical findings of the temporomandibular joint in children with juvenile idiopathic arthritis. J Rheumatol 2008; 35: 1668-75.

［14］ Kuseler A, Thomas KP, Gelineck J, et al. A 2 year followup study of enhanced magnetic resonance imaging and clinical examination of the temporomandibular joint in children with juvenile idiopathic arthritis. J Rheumatol 2005; 32: 162-9.

［15］ Nielsen L, Melsen B, Terp S. Prevalence, interrelation and severity of signs of dysfunction from masticatory system in 14-16 year old Danish children. Community Dent Oral Epidemiol 1989; 17: 91-6.

［16］ Sherry D, Rabinovich CE, Poduval M, et al. Juvenile idiopathic arthritis. Updated April 21, 2014. Available at: http://emedicine.medscape.com/article/1007276-clinical. Accessed August 26, 2014.

［17］ Twilt M, Mobers SM, Arends LR, et al. Temporomandibular involvement in juvenile idiopathic arthritis. J Rheumatol 2004; 31: 141.

［18］ Ringold S, Cron R. The temporomandibular joint in juvenile idiopathic arthritis: frequently used and frequently arthritic. Pediatr Rheumatol Online J 2009; 7: 11.

［19］ Weiss PF, Arabshahi B, Johnson A, et al. High prevalence of temporomandibular joint arthritis at disease onset in children with juvenile idiopathic arthritis, as detected by magnetic resonance imaging but not by ultrasound. Arthritis Rheum 2008; 58: 1189-96.

［20］ Vaid YN, Dunnavant FD, Royal SA, et al. Imaging of the temporomandibular joint in juvenile idiopathic arthritis. Arthritis Care Res 2014; 66: 47-54.

［21］ Meyers AB, Laor T. Magnetic resonance imaging of the temporomandibular joint in children with juvenile idiopathic arthritis. Pediatr Radiol 2013; 43(12): 163241.

［22］ Tzaribachev N, Fritz J, Horger M. Spectrum of magnetic resonance imaging appearances of juvenile temporomandibular joints (TMJ) in non-rheumatic children. Acta Radiol 2009; 12(10): 1182-6.

［23］ von Kalle T, Winkler P, Stuber T. Contrast-enhanced MRI of normal temporomandibular joints in children — is there enhancement or not? Rheumatology (Oxford) 2013; 12(2): 363-7.

[24] Beukelman T, Patkar NM, Saag KG, et al. 2011 American College of Rheumatology recommendations for the treatment of juvenile idiopathic arthritis: initiation and safety monitoring of therapeutic agents for the treatment of arthritis and systemic features. Arthritis Care Res (Hoboken) 2011; 63(4): 465−82.

[25] Ringold S, Weiss PF, Beukelman T, et al. 2013 Update of the 2011 American College of Rheumatology recommendations for the treatment of juvenile idiopathic arthritis: recommendations for the medical therapy of children with systemic juvenile idiopathic arthritis and tuberculosis screening among children receiving biologic medications. Arthritis Rheum 2013; 65(10): 2499−512.

[26] Hashkes PJ, Laxer RM. Medical treatment of juvenile idiopathic arthritis. JAMA 2005; 294: 1671−84.

[27] Kerins CA, Spears R, Bellinger LL, et al. The prospective use of COX−2 inhibitors for the treatment of temporomandibular joint inflammatory disorders. Int J Immunopathol Pharmacol 2003; 16(Suppl 2): 1−9.

[28] Ince DO, Ince A, Moore TL. Effect of methotrexate on the temporomandibular joint and facial morphology in juvenile rheumatoid arthritis patients. Am J Orthod Dentofacial Orthop 2000; 118: 75−83.

[29] Alpaslan HG, Alpaslan C. Efficacy of temporomandibular joint arthrocentesis with and without injection of sodium hyaluronate in treatment of internal derangements. J Oral Maxillofac Surg 2001; 59: 613−8.

[30] Olsen-Bergem H, Bjørnland T. A cohort study of patients with juvenile idiopathic arthritis and arthritis of the temporomandibular joint: outcome of arthrocentesis with and without the use of steroids. Int J Oral Maxillofac Surg 2014; 43(8): 990−5.

[31] Stoustrup P, Kristensen KD, Verna C, et al. Intraarticular steroid injection for temporomandibular joint arthritis in juvenile idiopathic arthritis: a systematic review on efficacy and safety. Semin Arthritis Rheum 2013; 12(1): 63−70.

[32] Stoll ML, Good J, Sharpe T, et al. Intra-articular corticosteroid injections to the temporomandibular joints are safe and appear to be effective therapy in children with juvenile idiopathic arthritis. J Oral Maxillofac Surg 2012; 70(8): 1802.

[33] Zulian F, Martini G, Gobber D, et al. Comparison of intra-articular triamcinolone hexacetonide and triamcinolone acetonide in oligoarticular juvenile idiopathic arthritis. Rheumatology (Oxford) 2003; 42: 1254−9.

[34] Vallon D, Akerman S, Nilner M, et al. Long-term follow-up of intra-articular injections into the temporomandibular joint in patients with rheumatoid arthritis. Swed Dent J 2002; 26: 149−58.

[35] Goldzweig O, Carrasco R, Hashkes PJ. Systemic adverse events following intraarticular corticosteroid injections for the treatment of juvenile idiopathic arthritis: two patients with dermatologic adverse events and review of the literature. Semin Arthritis Rheum 2013; 43(1): 71−6.

[36] Stoustrup P, Kristensen KD, Kuseler A, et al. Reduced mandibular growth in experimental arthritis in the temporomandibular joint treated with intra-articular corticosteroid. Eur J Orthod 2008; 12(2): 111−9.

[37] Haddad IK. Temporomandibular joint osteoarthrosis. Histopathological study of the effects of intraarticular injection of triamcinolone acetonide. Saudi Med J 2000; 21: 675−9.

[38] Hugle B, Laxer RM. Clinical images: Lipoatrophy resulting from steroid injection into the temporomandibular joint. Arthritis Rheum 2009; 60: 3512.

[39] Moen K, Grimstvedt K, Hellem S, et al. The longterm effect of anti TNF-a treatment on temporomandibular joints, oral mucosa, and salivary flow in patients with active rheumatoid arthritis: a pilot study. Oral Surg Oral Med Oral Pathol Oral Radiol Endod 2005; 100: 433−40.

[40] Kopp S, Alstergren P, Ernestam S, et al. Reduction of temporomandibular joint pain after treatment with a combination of methotrexate and infliximab is associated with changes in synovial fluid and plasma cytokine in rheumatoid arthritis. Cells Tissues Organs 2005; 180: 22−30.

[41] Bliddal H, Terslev L, Qvistgaard E, et al. Safety of intra-articular injection of etanercept in small-joint arthritis: an uncontrolled, pilot-study with independent imaging assessment. Joint Bone Spine 2006; 73: 714−7.

[42] Stoll ML, Morlandt AB, Teerwattanapong S, et al. Safety and efficacy of intra-articular infliximab therapy for treatment resistant temporomandibular joint arthritis in children in children: a retrospective study. Rheumatology (Oxford) 2013; 52(3): 554−9.

[43] Theintz G, Buchs B, Rizzoli R, et al. Longitudinal monitoring of bone mass accumulation in healthy adolescents: evidence for a marked reduction after 16 years of age at the levels of lumbar spine and femoral neck in female subjects. J Clin Endocrinol Metab 1992; 75: 1060−5.

[44] Gynther GW, Holmlund AB, Reinholt FP, et al. Temporomandibular joint involvement in generalized osteoarthritis and rheumatoid arthritis: a clinical, arthroscopic, histologic, and immunohistochemical study. Int J Oral Maxillofac Surg 1997; 26(1): 10−6.

[45] Alstergren P, Larsson PT, Kopp S. Successful treatment with multiple intra-articular injections of infliximab in a patient with psoriatic arthritis. Scand J Rheumatol 2008; 37: 155−7.

[46] Major P, Ramos-Remus C, Suarez-Almazor ME, et al. Magnetic resonance imaging and clinical assessment of temporomandibular joint pathology in ankylosing spondylitis. J Rheumatol 1999; 26(3): 616−21.

[47] Ringold S, Tzaribachev N, Cron RQ. Management of temporomandibular joint arthritis in adult rheumatology practices: a survey of adult rheumatologists. Pediatr Rheumatol Online J 2012; 10: 26.

2 当正颌外科遇上颞下颌关节紊乱病

Orthognathic Surgery in the Presence of Temporomandibular Dysfunction: What Happens Next?

Mohammed Nadershah, BDS, MSc
Pushkar Mehra, BDS, DMD
张善勇，周知航　译

关键词

- 颞下颌关节
- 正颌外科
- 颞下颌关节紊乱病
- 内错乱

要点

- 正颌手术前后，必须采用统一标准全面评估颞下颌关节。
- 颞下颌关节稳定是保障正颌手术效果的前提。治疗方法包括非手术治疗（物理治疗和咬合板治疗）和手术治疗（关节盘复位固定术/关节置换）。
- 正颌手术可能改善、维持或加重颞下颌关节紊乱病的症状和体征。
- 矢状劈开术和垂直截骨术均可用于颞下颌关节紊乱病患者的下颌后退。
- 减少术后的颌间固定时间能有效减少术后下颌运动障碍。
- 双颌逆时针旋转以及较大范围的下颌骨前移可增加关节受力。对于术前存在关节内错乱的患者，应慎重使用上述术式。

引　言

在讨论颞下颌关节紊乱病（temporomandibular joint dysfunction, TMD）与正颌外科的关系之前，首先需要明确 TMD 的定义。文献中 TMD 有多种不同的定义，这增加了本主题的复杂性。Luther[1] 将 TMD 定义为颞下颌关节（temporomandibular joint, TMJ）及其相关结构的各种症状和体征，包括关节杂音（弹响声和破碎音）、咀嚼肌压痛、头痛、TMJ 疼痛、面颈部疼痛、张口受限、下颌绞锁、牙列磨损、不良习惯（紧咬牙和夜磨牙）和耳痛。Helkimo[1, 2] 首先提出了 TMD 标准化指标的必要性，并依据其严重程度进行量化。1992 年，TMD 研究诊断标准（research diagnostic criteria, RDC）承载着作为临床研究通用标准的希望而问世，该标准建立了躯体疾病（轴1）和心理评估（轴2）的双轴评价系统[3]，2010年进一步修订并提出了再版RDC/TMD[4-6]。目前，TMD的诊断标准（diagnostic criteria, DC）已被推荐用于临床和基础研究[7]。

内错乱（internal derangement, ID）包括临床或影像学的关节盘移位，并且通常与TMJ及其周围组织的疼痛、下颌功能障碍或关节弹响相关。TMJ ID的原因仍不清楚，但可能是多方面的，牙颌面畸形、不良习惯（如磨牙症）、压力、焦虑、创伤、全身因素（如激素不平衡、自身免疫性疾病等）是文献中描述的可能原因。Wilkes基于临床、影像和盘-窝解剖关系提出了ID分期[8]。然而，尚缺乏基于影像学分析（尤其是磁共振）的TMJ相关临床症状和正颌外科手术相关性的前瞻性研究。

牙颌面畸形通常与TMJ疾病密切相关。未确诊或治疗的TMJ疾病是导致正颌外科术后效果不佳的主要因素之一。虽然美学和心理因素是一些要求正颌手术患者的主要动机，但通常对功能障碍的矫正才是这类手术成败的关键。大多数研究和出版物在评估正颌手术与TMD之间关系时，并没有按照普遍接受的TMD诊断标准进行评估[9]。

咬合紊乱对颞下颌关节紊乱病的影响

TMD是一种多因素疾病，病因不明。关于咬合紊乱是否会导致TMD，不同文献众说纷纭[9]。McNamara等[10]指出，咬合紊乱在TMD的发展中作用较小，仅10%～20%的TMD发生与咬合因素有关；然而，两者显然不是一个简单的因果关系。TMD的其他可能原因包括创伤、习惯、心理因素、压力、磨牙症和全身因素[9]。Proffit等[11]报道，TMD的患病率为5%～30%，而中度错𬌗患者中（50%～75%）则较高，但咬合紊乱不是TMD的唯一致病因素。一些研究认为某些类型的错𬌗畸形（反𬌗、深覆𬌗和开𬌗）与TMD的患病率有关[12, 13]。相比之下，多项研究报道TMD在Ⅱ类患者中更为普遍。另外，正畸治疗与TMD进展关系也存在争议，研究表明正畸治疗既可能改善，也可能加重TMD的症状[18-20]。根据笔者团队的经验，尽管Ⅱ类和Ⅲ类患者都可出现一些TMD的症状和体征（如疼痛、弹响、绞锁、头痛），但具有明显功能障碍的大多数是骨性Ⅱ类患者。Ⅲ类患者通常只伴有轻度的TMJ症状或关节功能障碍；相反，Ⅱ类高角的患者症状则更为严重。

总结

不同文献报道，骨性错𬌗畸形患者的TMD患病率存在差异。一些文献显示，咬合平面陡的Ⅱ类高角患者TMD发生率较高；另一些文献则表明，咬合平面较平的Ⅲ类低角患者中，TMD发生率也较高。这些现象侧面反映了TMD是一种多因素疾病。根据笔者团队的经验，在咬合平面较陡的下颌后缩患者中，TMD发生率较高。即便如此，大多数文献都受到样本量过小和选择性偏倚的限制。

正颌外科对颞下颌关节功能障碍的影响

目前关于正颌外科与TMD的文献在方

法和测量结果上缺乏一致性[9]，对于术前合并 TMD 的牙颌面畸形患者的治疗方法仍存在争议，总体而言，有两种不同的治疗理念。

正颌外科减轻或不加重颞下颌关节功能障碍

更为普遍的观点认为，如果患者 TMJ 能够适应术前正畸，则可尝试正颌外科手术[21-24]。

目前，有许多文献可支持上述观点。Kara-bouta 和 Martis[21] 对 280 名接受双侧矢状劈开截骨术（BSSRO）矫正各种牙颌面畸形患者的 TMJ 进行了临床评估，结果显示，TMD 发病率由术前 40.8% 降至术后 11.1%，但有 3.7% 的术前无 TMD 症状患者术后新发 TMD，该研究平均随访时间仅为 6 个月，其中仅 23 名患者进行了下颌前徙手术。Magnusson 等[22] 对 20 例接受下颌手术的 TMD 患者进行了 1～2.5 年随访，发现 TMJ 症状有所改善，然而，该研究未说明下颌手术的具体类型（前徙或后退）。Upton 等[23] 进行了一项问卷调查研究，在正颌手术前后评估患者 TMJ 症状，共有 55 名患者完成这项调查，结果显示，78% 患者术后 TMJ 症状改善，16% 无变化，3% 有新发 TMD 症状，然而，该研究未提及随访时间。White 和 Dolwick[15] 对 75 名患者进行随访，其中 49.3% 术前合并 TMD 症状，结果显示，89.1% 的患者术后 TMJ 症状改善，2.7% 无变化，8.1% TMD 症状加重，其中，仅 7.9% 术后新发 TMD[15]。Hackney 等[25] 结合测量双侧髁突间的距离和角度，发现患者 BSSRO 术后的 TMD 症状无增加，说明 TMJ 具有良好的适应能力。Onizawa 等[26] 对接受 BSSRO 的患者与健康志愿者

各 30 例进行比较研究，发现 BSSRO 术后患者与健康志愿者的 TMD 发生率并无显著差异，提示正颌手术并不能直接导致 TMD 的发生。

正颌外科加重颞下颌关节功能障碍

另一观点认为，对术前合并 TMD 的牙颌面畸形患者，正颌手术后的 TMD 症状加重[26, 27]。Moore 等[28] 报道了 5 例下颌前徙的患者术后发生髁突吸收，其中 3 人术前合并 TMD。Crawford 等[29] 也报道了 7 例患者正颌术后发生髁突吸收，并认为该现象多发于术前合并 TMD 的女性患者，尤其是大范围下颌前徙的患者。

Wolford 等长期致力于该问题的研究，近年来发表了诸多文献支持这一观点。他们在一项研究[27]中指出：对于术前合并 TMD 的患者，正颌手术会加重 TMJ 功能障碍，该研究纳入 25 例术前合并 TMD 且仅接受正颌手术的患者，TMJ 疼痛的发生率从术前 36% 增加到术后 84%，并有 24% 患者术后出现髁突吸收。因此，他们提出：对所有 TMD 患者，无论有无临床症状，都有必要在正颌外科术前或同期（根据医生偏好）进行 TMJ 关节盘复位固定以稳定关节[30]。他们认为关节盘解剖复位是正颌外科取得理想预后的保障，因此不推荐在正颌术前进行 TMJ 保守治疗（咬合板、关节镜灌洗、关节腔穿刺术等）。

尽管以上研究是目前为数不多的探讨术前合并 TMD 与正颌外科关系的文献之一，但其本身还是存在一定缺陷，如样本量过小、回顾性的研究性质、缺乏 MRI 评价关节盘位置。此外，该研究采用的术式单一，大部分患者接受双颌逆时针旋转的下颌前徙手术，尽管大量研究证实了该术式的稳定

性，但由于其延长下颌骨、增大 TMJ 杠杆力臂、降低咬合平面角，因而易导致 TMJ 负荷加重。同时，对术前合并 TMD 的患者进行上述手术，本身就容易导致术后并发症的发生。

小结

目前，学术界对 TMD 的分类、诊断和治疗存在较大争议，因此，该主题的研究存在相当的难度。当前文献多是基于临床医生的经验、不完善的治疗方案、回顾性的研究设计上进行的，缺乏随机性、前瞻性、多中心的临床试验来研究这一复杂的主题。术前合并 TMD 的 II 类高角患者是正颌手术后最可能产生 TMJ 不良影响的群体。

正颌手术对下颌运动功能的影响

正颌手术的目的是改善美观和功能。然而，有多项研究报道，正颌外科术后下颌骨缺乏稳定性[33-37]，其中的原因仍然存在争议，但可能是多方面的。术前合并的 TMD、术后颌间固定[38]、手术技巧和术中肌肉剥离程度都与术后下颌骨运动障碍相关[33, 35]；术后全身恢复情况也可影响下颌运动功能[33]。Al-Riyami 等[39] 系统地回顾了这个专题并认为：在正颌术后短期，下颌运动范围通常减少，但多数患者可在 2 年内完全恢复。

小结

尽管所有患者正颌术后短期内都会出现张口度下降，尤其在进行颌间结扎后；但对于多数患者而言，正颌外科手术并不会影响远期下颌运动功能。

正颌手术对咬合力的影响

多种因素影响正颌手术后咬合力的变化。Finn 等[40] 建立了一种生物力学模型来研究不同正颌术式对咬合力的影响，结果表明，下颌后退会导致下颌肌群肌力增大，并引起咬合力的增加[41]，然而，临床研究与其并不一致。Proffit 等[42] 对 21 例行下颌后退手术的患者进行咬合力分析。结果显示，6 例患者的咬合力显著增加，9 例无变化，6 例显著下降。这些现象也发生在上颌上抬和单纯下颌前徙的病例中。此外，他们对咀嚼肌进行了生物力学分析，并发现力学分析并不能作为咬合力预测的有效指标。Ellis 等[43] 发现下颌前突患者的咬合力低于对照组，但在下颌后退术后 2～3 年接近正常值。另一方面，下颌前徙术后咬合力无明显增加，可能是因为术后关节力臂变长[44, 45]。Kim 和 Oh[46] 发现正颌术后颌间结扎持续时间与咬合力恢复所需时间存在负相关，BSSRO 固定中，选择微型钛板或双皮质螺钉对咀嚼功能的影响并无差异[47]。

小结

多种因素共同影响正颌手术后咬合功能的变化，尽管文献报道存在差异，但大部分研究表明，下颌后退术后咬合力增大，而下颌前徙术后咬合功能无明显变化。

不同的正颌外科术式对颞下颌关节功能障碍的影响

一直以来，矫正下颌前突的最佳术式存在争议[48, 49]，最常见的是双侧升支矢状劈开术（BSSRO）和口内升支垂直截骨术（intraoral vertical ramus osteotomy, IVRO），各有优缺点。由于翼外肌对髁突骨段产生前下拉力，IVRO[50-52]往往对 TMJ 具有有利影响，这种术式可以增大关节空间，进而改善 TMD 症状，尤其是缓解疼痛。相比之下，一些学者认为，SSRO 可能会使髁突位置发生更大的变化，在使用坚强内固定后将大大增加 TMD 的可能[53, 54]。对于术中采用双皮质螺钉或微型钛板进行固定存在不同的看法，Kawamata 等[55] 在正颌手术后用三维 CT 扫描评估术后髁突位置，结果显示，IVRO 的患者术后髁突主要向内倾斜，BSSRO 患者髁突则主要向外倾斜。

双皮质螺钉（拉力螺钉和固位螺钉）或单皮质钛板可用于 BSSRO 的手术固定。拉力螺钉会导致骨段受压而使髁突产生侧向扭矩[56]，固位螺钉则避免了该问题，且具有相同固位效果。此外，固位螺钉与钛板相比更加坚固，不利于术后髁突的自我调整。Yamashita 等[47] 发现 BSSRO 术中使用双侧皮质螺钉固位的患者，5 年后 TMD 发生率高于使用钛板者。

总结

现有文献对下颌后退的最佳术式尚无定论，笔者团队认为，采用 IVRO 或 SSRO 均可以达到稳定的效果，具体的选择可根据医生经验或患者情况等因素决定。精湛的手术技巧是手术成功的前提，消除骨段间干扰、术中准确定位髁突、避免使用拉力螺钉[25, 57]是降低 SSRO 术后髁突移位风险的关键因素。单皮质钛板不如双皮质螺钉固位坚固，但更有利于术后髁突位置的自我调整。

咬合平面旋转对颞下颌
关节的影响

Wolford 等[58] 在 1984 年首次对咬合平面旋转进行了描述，也称为上下颌骨复合体

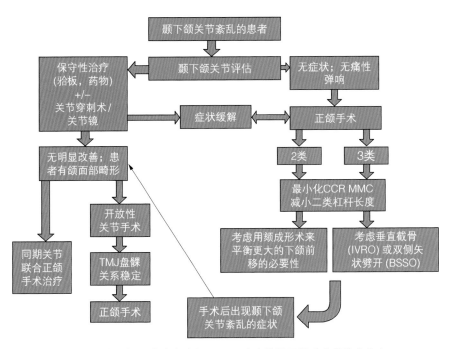

图 2-1　波士顿大学诊疗流程：TMD 患者接受正颌手术的治疗方案。

（maxilo-mandibular complex, MMC）旋转。

MMC 的顺时针旋转（CR）是指增加咬合平面角度，但这种情况应与开殆矫治中的下颌平面旋转相区分，在开殆矫治中，上、下颌的咬合平面是不一致的，这种区别非常重要，因为通过单纯调整上颌骨实现下颌逆时针旋转是最为稳定的正颌术式之一。另一方面，在双颌手术中，MMC 的逆时针旋转

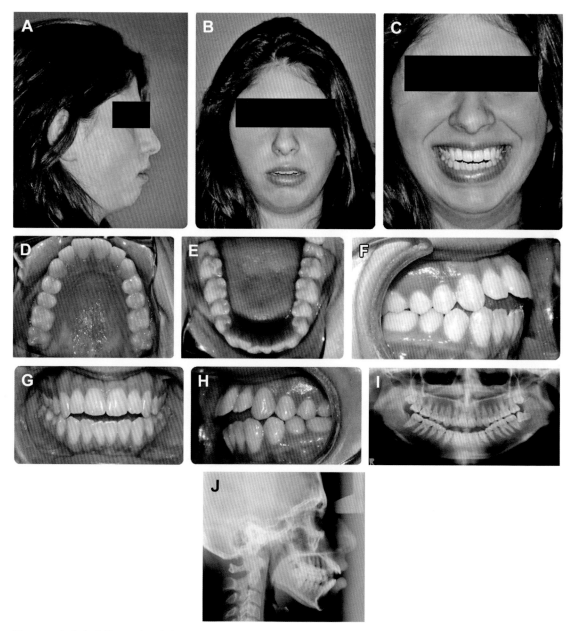

图 2-2　患者出现前牙开殆，高角面型和 TMJ ID。临床表现为 TMJ 炎症和反复绞锁疼痛。上颌骨正颌手术治疗的患者仅用于矫正前牙开殆。这种治疗方法的目的是避免增加下颌骨的杠杆臂来减少术后 TMJ 负荷（可能是在 SSRO 前移下颌骨时发生）。（A～H）术前面部及咬合照片。（I，J）术前 X 线片显示进展性 TMJ 炎症，高角面型及前牙开殆。

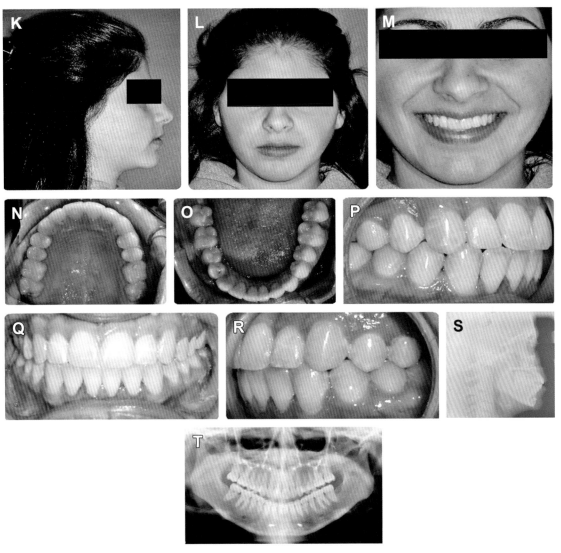

图 2-2（续）（K~T）术后显示具有较好的美学稳定性。

（CCR）是较不稳定的，主要是因为远心骨段的旋转导致翼外肌以及软组织的伸长[59]。在生物力学上，这种术式增加了 TMJ 负荷，常被认为是导致 TMJ 症状加重的重要原因，也是正颌术后复发的原因之一[59]。

确定 MMC 的旋转中心对于正颌手术设计十分重要，它决定了 MMC 前部和后部在垂直向伸长或缩短的比例。在头影测量上，对前鼻棘、后鼻棘和颏前点进行描记，所形成的三角形有助于顺时针/逆时针旋转 MMC 的术前设计及术后预测[60]。随着外科手术和固定技术的进步，CCR MMC 已被证明是稳定的，尤其是对于 TMJ 健康的患者[31, 61, 62]。Reyneke 等[63] 对顺时针/逆时针旋转 MMC 与不改变咬合平面角度的常规治疗进行比较，发现两者术后稳定性没有显著差异，但他们并未评估患者手术前后的 TMJ 情况。对于术前合并 TMD 的患者，如不解决关节问题，CCR MMC 可能会加剧术后稳定性的问题[27]。双颌手术的顺序很重要，对于涉及咬合平面改变的患者尤甚。对于 CCR MMC，下颌先行具有优势，对于这类患者，上颌先行需要使用较厚的中间殆板，不利于手术进行，而且使用中间殆板时，上颌后份的下降要求下颌过度旋转，有可能导致髁突向前下移位至关节结节的前方[64]。同样的道理，对于 CR MMC 来说，上颌先行更具优势，尤其有利于经验不足的医生[65]。

当正中关系位与牙尖交错位之间存在较大差异时，手术顺序显得尤为重要。上颌先行需要对术前正中关系位进行准确记录，并在模型外科时应精确反映正中关系位与牙尖交错位。相反，在下颌先行的情况下，对模型外科的准确度要求相对较低，这是由于下颌骨截骨过程消除了正中关系位与牙尖交错位之间的差异[64]。

小结

在精湛的手术技巧保障以及术后关节状态稳定的情况下，CR/CCR MMC 都是稳定且具有可预见治疗效果的正颌外科术式。相较于 CR MMC，CCR MMC 易导致 TMJ 负载加重。在咬合平面改变的情况下，双颌手术中的手术顺序至关重要。下颌先行具有诸多优势，尤其是对于需要大范围移动颌骨的 TMD 患者和术中上颌先行难以执行等情况。

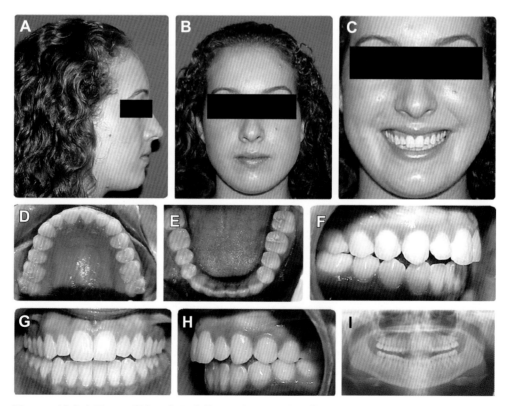

图 2-3　该患者因 TMJ 髁突吸收导致前牙开殆，对髁突吸收的病因检查结果均为阴性。在 2 年的随访中，咬合情况持续稳定，因此，使用上、下颌正颌手术对其进行治疗，并未行 TMJ 手术。（A～H）术前临床检查。

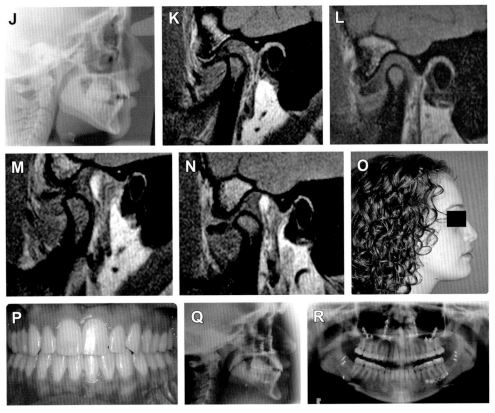

图2-3（续）（I，J）术前全景片。（K～N）术前MRI检查证明双侧关节盘可复性移位。（O～R）术后5年，临床和影像学检查均证实正颌术后咬合的稳定性。

当代理念和未来方向

对于患有牙颌面畸形的患者，正颌-正畸联合治疗是一种普遍且易为接受的方法，其目的是构建更和谐的面部骨骼关系，防止对TMJ和牙列造成远期不利影响。正颌术后改善TMJ症状的标准是减轻疼痛和杂音。

临床考虑因素

一直以来，大多数学者认为：由于正颌术后骨骼结构得到改善，颌面部骨-关节-神经-肌肉建立平衡，因此，有利于缓解TMD症状。目前，研究方向集中在以下两个领域：

（1）针对已存在髁突吸收的患者：目的是探讨活动性或静止性髁突吸收患者的正颌外科治疗方案。

（2）针对术前合并TMD的患者：目的是对容易产生术后并发症（术后新发髁突吸收或TMJ症状改善不佳）的患者进行术前预测。

髁突吸收可由多种原因引起，包括局部/全身关节炎和创伤，也可能是特发性的髁突吸收[66]。有学者提出，虽然髁突吸收的原因各不相同，但所有的骨吸收都是由于炎症细胞因子激活成骨细胞，从而促进破骨细胞的募集和分化，进而分泌一系列生物酶降解羟基磷灰石和胶原蛋白。髁突吸收存在多种易感因素，包括性别、营养状况、遗传背景以及不良口腔习惯（功能障碍及医源性压力所致）。一般来说，关节区负荷超过关节生理承受能力即可引起髁突吸收。

影像学考虑因素

在 TMD 诊断中，关节结构的准确评估具有重要意义，单纯的临床检查难以全面反映关节内情况[67-69]，因此，MRI 检查是必不可少的。多项研究证实了 MRI 对 TMD 诊断的重要性[67, 70]。Emshoff 和 Rudisch[71] 对同一组患者，分别进行 MRI 与临床检查，

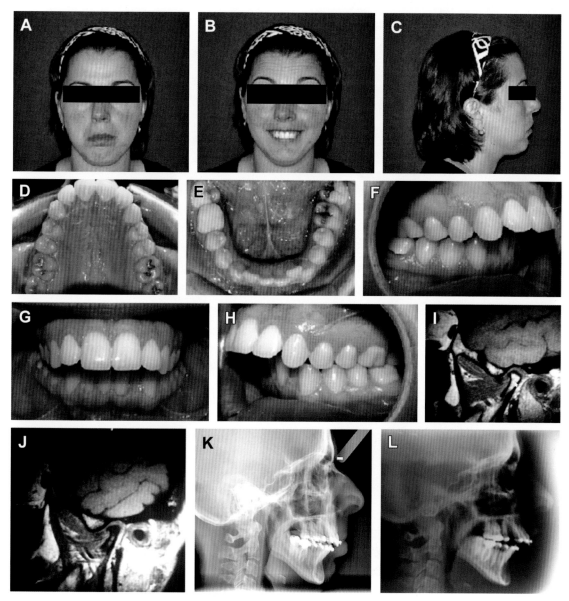

图 2-4 该患者表现为严重的 TMJ 和肌筋膜疼痛、头痛、颌骨功能障碍和关节炎症状。早期使用咬合板进行治疗，后行双颌手术，而未行 TMJ 手术。(A～H) 术前检查显示 II 类颌骨和咬合关系。(I, J) 术前 MRI 显示关节盘前移位、髁突骨赘形成和双侧髁突吸收。(K, L) 术前头影测量显示 CO-CR 差异。术前患者有前伸下颌骨的习惯。

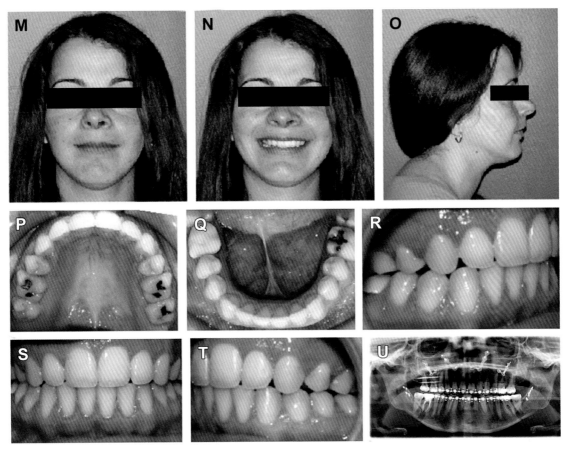

图 2-4（续）（M～U）术后的临床检查。该患者在晚期 TMD 的情况下，成功进行了双颌手术，其原理是：① 稳定 TMJ。② 避免 TMJ 术后负荷过重（避免下颌前移和 CCRMC）。

并将两种检查结果进行比较，发现单纯依靠临床诊断无法对 TMD 进行准确分级。临床诊断为 TMD Ⅲ 期的患者，需要进一步进行关节 MRI 检查以明确盘-髁关系。

高场强的 MRI 具有更高的信噪比[72]，能有效提高 TMJ MRI 的质量。对包括 TMJ 在内的小关节的研究表明，3.0 T 的 MRI 较 1.5 T 更好[73-75]，然而，目前仍缺乏使用高场强 MRI 评估正颌术后患者 TMJ 盘-髁关系的相关研究。因此，临床医生可能还会继续面临一些难题。例如：为什么部分患者正颌术后 TMD 症状得到改善，而另一些却加重？

个人经验与研究

从本文可以看出，TMJ 与正颌外科之间存在复杂的关系，同时该领域缺乏治疗标准和共识，目前存在的问题多于答案。在波士顿大学正颌外科治疗中心，术前合并 TMD 的正颌患者将遵循以下标准化流程（图 2-1）。

首先，对有症状的患者进行 TMJ 的全面术前评估，然后进行保守治疗。如果病情好转，将根据尽量减少 TMJ 负荷的原则进行正颌外科手术。该原则包括了尽量避免 CCR MMC，尽量减少下颌前徙的程度，在下颌后退中，尽量选择 IVRO、减少

BSSRO，尽可能采用单纯上颌手术来避免或降低下颌移动程度。

该诊疗流程的优点在于，在尽量避免 TMJ 手术的同时，增加正颌手术的稳定性，达到功能和美观的改善（图 2-4）。通常，仅对以下患者同时进行 TMJ 和正颌手术：① 经上述保守治疗无效者（仅 2%～3%）。② 进行性髁突吸收需行 TMJ 置换者。③ 合并活动性 TMJ 疾病，如髁突增生、骨软骨瘤等。

目前，笔者团队取得了理想的随访结果，超过 95% 的患者术后 TMD 症状明显改善（表 2-1）。在纳入的 165 例患者中，仅 1 例术后（＜1%）TMJ 症状加重，2 例（＜2%）出现正颌术后的髁突吸收。

笔者团队同期也在进行另一项研究，即使用 MRI 分析正颌患者术前、术后 TMJ 软、硬组织的状态，并与临床症状和体征相关联。该研究可能有利于解答当前存在的争议和难题，并有助于明确手术适应证，以实现针对该类患者的循证医学治疗。其具体内容包括：① 将牙颌面畸形患者的 TMJ 状态与 MRI 诊断相结合。② 记录正颌-正畸联合治疗各阶段 TMJ 解剖和形态学变化。③ 评估正颌外科对 TMJ 内外解剖结构的影响。

表 2-1 试验项目的初步结果研究了术后 TMJ 功能及体征的变化

分组	年龄（年）	随访时间（月）	头痛		关节疼痛		关节功能受限		咀嚼限制		功能丧失		无痛最大张口度（mm）		侧方运动（mm）	
			T1	T3	T1	T3	T1	T3	T1	T3	T1	T3	T1	T3	T1	T3
Wilkes Ⅰ（n=62）无痛弹响	32（18～53）	68.23（20～81）	0.1	0.1	0.0	0.2	1.5	1.0	4.0	1.9	0.7	0.0	33.5	42.5	5.2	5.8
Wilkes Ⅱ（n=57）有痛弹响	26.3（15～43）	68.5（22～84）	3.5	1.7	5.5	0.8	5.8	2.1	7.8	1.0	3.6	1.3	22.5	40.6	5.1	6.2
Wilkes Ⅲ（n=46）无弹响频繁绞锁	45.4（19～56）	53.87（24～88）	6.7	2.1	6.2	0.7	4.9	2.4	5.0	2.7	4.3	1.8	28.7	41.6	7.1	7.4
Wilkes Ⅳ（n=50）无弹响骨改变稳定的下颌骨	45.4（16～62）	26.7（14～34）	5.7	2.4	6.1	1.5	5.7	1.4	7.1	2.9	6.3	2.1	22.7	34.4	7.7	6.3

参考文献

[1] Luther F. Orthodontics and the temporomandibular joint: where are we now? Part 1. Orthodontic treatment and temporomandibular disorders. Angle Orthod 1998; 68(4): 295-304. http://dx.doi.org/10.1043/0003-3219(1998)068 < 0295: OATTJW > 2.3.CO; 2.

[2] Helkimo M. Studies on function and dysfunction of the

masticatory system. II. Index for anamnestic and clinical dysfunction and occlusal state. Sven Tandlak Tidskr 1974; 67(2): 101−21.

[3] Dworkin SF, LeResche L. Research diagnostic criteria for temporomandibular disorders: review, criteria, examinations and specifications, critique. J Craniomandib Disord 1992; 6(4): 301−55.

[4] Look JO, Schiffman EL, Truelove EL, et al. Reliability and validity of axis I of the research diagnostic criteria for temporomandibular disorders (RDC/TMD) with proposed revisions. J Oral Rehabil 2010; 37(10): 744−59. http://dx.doi.org/10.1111/j. 1365−2842.2010.02121.x.

[5] Anderson GC, Gonzalez YM, Ohrbach R, et al. The research diagnostic criteria for temporomandibular disorders. VI: future directions. J Orofac Pain 2010; 24(1): 79−88.

[6] Schiffman EL, Truelove EL, Ohrbach R, et al. The research diagnostic criteria for temporomandibular disorders. I: overview and methodology for assessment of validity. J Orofac Pain 2010; 24(1): 7−24.

[7] Schiffman E, Ohrbach R, Truelove E, et al. Diagnostic criteria for temporomandibular disorders (DC/TMD) for clinical and research applications: recommendations of the International RDC/TMD consortium network* and Orofacial Pain Special Interest Groupy†. J Oral Facial Pain Headache 2014; 28(1): 6−27.

[8] Wilkes CH. Structural and functional alterations of the temporomandibular joint. Northwest Dent 1978; 57(5): 287−9.

[9] Al-Riyami S, Moles DR, Cunningham SJ. Orthognathic treatment and temporomandibular disorders: a systematic review. Part 1. A new quality-assessment technique and analysis of study characteristics and classifications. Am J Orthod Dentofacial Orthop 2009; 136(5): 624.e1−15. http://dx.doi.org/10.1016/j.ajodo.2009.02.021 [discussion: 624−5].

[10] McNamara JA, Seligman DA, Okeson JP. Occlusion, orthodontic treatment, and temporomandibular disorders: a review. J Orofac Pain 1995; 9(1): 73−90.

[11] Proffit WR, Fields HW Jr, Sarver DM. Contemporary orthodontics. Philadelphia: Elsevier Health Sciences; 2006.

[12] Mohlin B, Ingervall B, Thilander B. Relation between malocclusion and mandibular dysfunction in Swedish men. Eur J Orthod 1980; 2(4): 229−38.

[13] Mohlin B, Thilander B. The importance of the relationship between malocclusion and mandibular dysfunction and some clinical applications in adults. Eur J Orthod 1984; 6(1): 192−204. http://dx.doi.org/10.1093/ejo/6.1.192.

[14] De Clercq CA, Abeloos JS, Mommaerts MY, et al. Temporomandibular joint symptoms in an orthognathic surgery population. J Craniomaxillofac Surg 1995; 23(3): 195−9.

[15] White CS, Dolwick MF. Prevalence and variance of temporomandibular dysfunction in orthognathic surgery patients. Int J Adult Orthodon Orthognath Surg 1992; 7(1): 7−14.

[16] Kerstens H, Tuinzing DB. Temporomandibular joint symptoms in orthognathic surgery. J Craniomaxillofac Surg 1989; 17(5): 215−8.

[17] Link JJ, Nickerson JW. Temporomandibular joint internal derangements in an orthognathic surgery population. Int J Adult Orthodon Orthognath Surg 1992; 7(3): 161−9.

[18] Egermark I,Carlsson GE,Magnusson T. A prospective long-term study of signs and symptoms of temporomandibular disorders in patients who received orthodontic treatment in childhood. Angle Orthod 2005; 75(4): 645−50. http://dx.doi.org/10.1043/0003−3219(2005)75[645: APLSOS]2.0.CO; 2.

[19] Mohlin BO, Derweduwen K, Pilley R, et al. Malocclusion and temporomandibular disorder: a comparison of adolescents with moderate to severe dysfunction with those without signs and symptoms of temporomandibular disorder and their further development to 30 years of age. Angle Orthod 2004; 74(3): 319−27. http://dx.doi.org/10.1043/0003−3219(2004)074 ＜ 0319: MATDCO ＞ 2.0.CO; 2.

[20] Sadowsky C, Theisen TA, Sakols EI. Orthodontic treatment and temporomandibular joint sounds — a longitudinal study. Am J Orthod Dentofacial Orthop 1991; 99(5): 441−7. http://dx.doi.org/10.1016/S0889−5406(05)81577−X.

[21] Karabouta I, Martis C. The TMJ dysfunction syndrome before and after sagittal split osteotomy of the rami. J Maxillofac Surg 1985; 13(4): 185−8.

[22] Magnusson T, Ahlborg G, Finne K, et al. Changes in temporomandibular joint pain-dysfunction after surgical correction of dentofacial anomalies. Int J Oral Maxillofac Surg 1986; 15(6): 707−14.

[23] Upton LG, Scott RF, Hayward JR. Major maxillomandibular malrelations and temporomandibular joint pain-dysfunction. J Prosthet Dent 1984; 51(5): 686−90.

[24] Stavropoulos F, Dolwick MF. Simultaneous temporomandibular joint and orthognathic surgery: the case against. J Oral Maxillofac Surg 2003; 61(10): 1205−6.

[25] Hackney FL, Van Sickels JE, Nummikoski PV. Condylar displacement and temporomandibular joint dysfunction following bilateral sagittal split osteotomy and rigid fixation. J Oral Maxillofac Surg 1989; 47(3): 223−7.

[26] Onizawa K, Schmelzeisen R, Vogt S. Alteration of temporomandibular joint symptoms after orthognathic surgery: comparison with healthy volunteers. J Oral Maxillofac Surg 1995; 53(2): 117−21 [discussion: 122−3].

[27] Wolford LM, Reiche-Fischel O, Mehra P. Changes in temporomandibular joint dysfunction after orthognathic surgery. J Oral Maxillofac Surg 2003; 61(6): 655−60. http://dx.doi.org/10.1053/joms.2003.50131 [discussion: 661].

[28] Moore KE, Gooris PJ, Stoelinga PJ. The contributing role of

condylar resorption to skeletal relapse following mandibular advancement surgery: report of five cases. J Oral Maxillofac Surg 1991; 49(5): 448-60.

[29] Crawford JG, Stoelinga PJ, Blijdorp PA, et al. Stability after reoperation for progressive condylar resorption after orthognathic surgery: report of seven cases. J Oral Maxillofac Surg 1994; 52(5): 460-6.

[30] Wolford LM. Concomitant temporomandibular joint and orthognathic surgery. J Oral Maxillofac Surg 2003; 61(10): 1198-204.

[31] Chemello PD, Wolford LM, Buschang PH. Occlusal plane alteration in orthognathic surgery-part II: long-term stability of results. Am J Orthod Dentofacial Orthop 1994; 106(4): 434-40. http://dx.doi.org/10.1016/S0889-5406(94)70066-4.

[32] Wolford LM, Chemello PD, Hilliard F. Occlusal plane alteration in orthognathic surgery-part I: effects on function and esthetics. Am J Orthod Dentofacial Orthop 1994; 106(3): 304-16. http://dx.doi.org/10.1016/S0889-5406(94)70051-6.

[33] Storum KA, Bell WH. Hypomobility after maxillary and mandibular osteotomies. Oral Surg Oral Med Oral Pathol 1984; 57(1): 7-12.

[34] Aragon SB, Van Sickles JE, Dolwick MF, et al. The effects of orthognathic surgery on mandibular range of motion. J Oral Maxillofac Surg 1985; 43(12): 938-43.

[35] Boyd SB, Karas ND, Sinn DP. Recovery of mandibular mobility following orthognathic surgery. J Oral Maxillofac Surg 1991; 49(9): 924-31.

[36] Zimmer B, Schwestka R, Kubein-Meesenburg D. Changes in mandibular mobility after different procedures of orthognathic surgery. Eur J Orthod 1992; 14(3): 188-97.

[37] Al-Belasy FA, Tozoglu S, Dolwick MF. Mandibular hypomobility after orthognathic surgery: a review article. J Oral Maxillofac Surg 2013; 71(11): 1967.e1-11.http://dx.doi.org/10.1016/j.joms.2013.06.217.

[38] Ueki K, Marukawa K, Hashiba Y, et al. Assessment of the relationship between the recovery of maximum mandibular opening and the maxillomandibular fixation period after orthognathic surgery. J Oral Maxillofac Surg 2008; 66(3): 486-91. http://dx.doi.org/10.1016/j.joms.2007.08.044.

[39] Al-Riyami S, Cunningham SJ, Moles DR. Orthognathic treatment and temporomandibular disorders: a systematic review. Part 2. Signs and symptoms and meta-analyses. Am J Orthod Dentofacial Orthop 2009; 136(5): 626.e1-16. http://dx.doi.org/10.1016/j. ajodo.2009.02.022.

[40] Finn RA, Throckmorton GS, Bell WH, et al. Biomechanical considerations in the surgical correction of mandibular deficiency. J Oral Surg 1980; 38(4): 257-64.

[41] Throckmorton GS, Finn RA, Bell WH. Biomechanics of differences in lower facial height. Am J Orthod 1980; 77(4): 410-20.

[42] Proffit WR, Turvey TA, Fields HW, et al. The effect of orthognathic surgery on occlusal force. J Oral Maxillofac Surg 1989; 47(5): 457-63.

[43] Ellis E, Throckmorton GS, Sinn DP. Bite forces before and after surgical correction of mandibular prognathism. J Oral Maxillofac Surg 1996; 54(2): 176-81.

[44] van den Braber W, van der Glas H, van der Bilt A, et al. Masticatory function in retrognathic patients, before and after mandibular advancement surgery. J Oral Maxillofac Surg 2004; 62(5): 549-54. http://dx.doi.org/10.1016/j.joms.2003.06.016.

[45] Zarrinkelk HM, Throckmorton GS, Ellis E, et al. A longitudinal study of changes in masticatory performance of patients undergoing orthognathic surgery. J Oral Maxillofac Surg 1995; 53(7): 777-82 [discussion: 782-3].

[46] Kim YG, Oh SH. Effect of mandibular setback surgery on occlusal force. J Oral Maxillofac Surg 1997; 55(2): 121-6 [discussion: 126-8].

[47] Yamashita Y, Otsuka T, Shigematsu M, et al. A longterm comparative study of two rigid internal fixation techniques in terms of masticatory function and neurosensory disturbance after mandibular correction by bilateral sagittal split ramus osteotomy. Int J Oral Maxillofac Surg 2011; 40(4): 360-5. http://dx.doi.org/10.1016/j.ijom.2010.11.017.

[48] Ghali GE, Sikes JW. Intraoral vertical ramus osteotomy as the preferred treatment for mandibular prognathism. J Oral Maxillofac Surg 2000; 58(3): 313-5.

[49] Wolford LM. The sagittal split ramus osteotomy as the preferred treatment for mandibular prognathism. J Oral Maxillofac Surg 2000; 58(3): 310-2.

[50] Bell WH, Yamaguchi Y. Condyle position and mobility before and after intraoral vertical ramus osteotomies and neuromuscular rehabilitation. Int J Adult Orthodon Orthognath Surg 1991; 6(2): 97-104.

[51] Bell WH, Yamaguchi Y, Poor MR. Treatment of temporomandibular joint dysfunction by intraoral vertical ramus osteotomy. Int J Adult Orthodon Orthognath Surg 1990; 5(1): 9-27.

[52] Werther JR, Hall HD, Gibbs SJ. Disk position before and after modified condylotomy in 80 symptomatic temporomandibular joints. Oral Surg Oral Med Oral Pathol Oral Radiol Endod 1995; 79(6): 668-79.

[53] Timmis DP, Aragon SB, Van Sickels JE. Masticatory dysfunction with rigid and nonrigid osteosynthesis of sagittal split osteotomies. Oral Surg Oral Med Oral Pathol 1986; 62(2): 119-23.

[54] Paulus GW, Steinhauser EW. A comparative study of wire osteosynthesis versus bone screws in the treatment of mandibular prognathism. Oral Surg Oral Med Oral Pathol 1982; 54(1): 2-6.

[55] Kawamata A, Fujishita M, Nagahara K, et al. Three-dimensional computed tomography evaluation of

postsurgical condylar displacement after mandibular osteotomy. Oral Surg Oral Med Oral Pathol Oral Radiol Endod 1998; 85(4): 371−6.

[56] Ochs MW. Bicortical screw stabilization of sagittal split osteotomies. J Oral Maxillofac Surg 2003; 61(12): 1477−84.

[57] Spitzer W, Rettinger G, Sitzmann F. Computerized tomography examination for the detection of positional changes in the temporomandibular joint after ramus osteotomies with screw fixation. J Maxillofac Surg 1984; 12(3): 139−42.

[58] Wolford LM, Hillariard FW, Dugan DJ. Surgical treatment objective: systematic approach to the prediction tracing. St Louis (MO): CV Mosby; 1984.

[59] Schendel SA, Epker BN. Results after mandibular advancement surgery: an analysis of 87 cases. J Oral Surg 1980; 38(4): 265−82.

[60] Reyneke JP. Essentials of orthognathic surgery. Hanover Park (IL): Quintessence; 2010.

[61] Wolford LM, Chemello PD, Hilliard FW. Occlusal plane alteration in orthognathic surgery. J Oral Maxillofac Surg 1993; 51(7): 730−40. http://dx.doi.org/10.1016/S0278−2391(10)80410−0.

[62] Rosen HM. Occlusal plane rotation: aesthetic enhancement in mandibular micrognathia. Plast Reconstr Surg 1993; 91(7): 1231−40 [discussion: 1241−4].

[63] Reyneke JP, Bryant RS, Suuronen R, et al. Postoperative skeletal stability following clockwise and counterclockwise rotation of the maxillomandibular complex compared to conventional orthognathic treatment. Br J Oral Maxillofac Surg 2007; 45(1): 56−64. http://dx.doi.org/10.1016/j.bjoms.2005.12.015.

[64] Perez D, Ellis E. Sequencing bimaxillary surgery: mandible first. J Oral Maxillofac Surg 2011; 69(8): 2217−24. http://dx.doi.org/10.1016/j.joms.2010.10.053.

[65] Turvey T. Sequencing of two-jaw surgery: the case for operating on the maxilla first. J Oral Maxillofac Surg 2011; 69(8): 2225. http://dx.doi.org/10.1016/j.joms.2010.10.050.

[66] Gunson MJ, Arnett GW, Milam SB. Pathophysiology and pharmacologic control of osseous mandibular condylar resorption. J Oral Maxillofac Surg 2012; 70(8): 1918 −34. http://dx.doi.org/10.1016/j.joms.2011.07.018.

[67] Limchaichana N, Nilsson H, Ekberg EC, et al. Clinical diagnoses and MRI findings in patients with TMD pain. J Oral Rehabil 2007; 34(4): 237−45. http://dx.doi.org/10.1111/j.1365−2842.2006.01719.x.

[68] Briedl JG, Robinson S, Piehslinger E. Correlation between disk morphology on MRI and time curves using electronic axiography. Cranio 2005; 23(1): 22−9.

[69] Tognini F, Manfredini D, Montagnani G, et al. Is clinical assessment valid for the diagnosis of temporomandibular joint disk displacement? Minerva Stomatol 2004; 53(7−8): 439−48.

[70] Katzberg RW, Tallents RH. Normal and abnormal temporomandibular joint disc and posterior attachment as depicted by magnetic resonance imaging in symptomatic and asymptomatic subjects. J Oral Maxillofac Surg 2005; 63(8): 1155−61. http://dx.doi. org/10.1016/j.joms.2005.04.012.

[71] Emshoff R, Rudisch A. Validity of clinical diagnostic criteria for temporomandibular disorders: clinical versus magnetic resonance imaging diagnosis of temporomandibular joint internal derangement and osteoarthrosis. Oral Surg Oral Med Oral Pathol Oral Radiol Endod 2001; 91(1): 50−5.

[72] Hansson LG, Westesson PL, Katzberg RW, et al. MR imaging of the temporomandibular joint: comparison of images of autopsy specimens made at 0.3 T and 1.5 T with anatomic cryosections. AJR Am J Roentgenol 1989; 152(6): 1241−4. http://dx.doi.org/10.2214/ajr.152.6.1241.

[73] Wieners G, Detert J, Streitparth F, et al. High-resolution MRI of the wrist and finger joints in patients with rheumatoid arthritis: comparison of 1.5 Tesla and 3.0 Tesla. Eur Radiol 2007; 17(8): 2176 −82. http://dx.doi.org/10.1007/s00330−006−0539−0.

[74] Stehling C, Vieth V, Bachmann R, et al. High-resolution magnetic resonance imaging of the temporomandibular joint: image quality at 1.5 and 3.0 Tesla in volunteers. Invest Radiol 2007; 42(6): 428−34. http://dx.doi.org/10.1097/01.rli.0000262081.23997.6b.

[75] Schmid-Schwap M, Drahanowsky W, Bristela M, et al. Diagnosis of temporomandibular dysfunction syndrome-image quality at 1.5 and 3.0 Tesla magnetic resonance imaging. Eur Radiol 2009; 19(5): 1239−45. http://dx.doi.org/10.1007/s00330−008−1264−7.

3 颞下颌关节强直的治疗
Management of Temporomandibular Joint Ankylosis

Reza Movahed, DMD

Louis G. Mercuri, DDS, MS

张善勇，陈旭卓　译

关键词

- 颞下颌关节
- 全关节置换
- 强直
- 自体脂肪移植

要点

- 目前创伤成为颞下颌关节强直最为常见的病因，其次是感染。
- 全关节置换术应作为治疗 TMJ 强直的首选方式。
- 应用定制型或标准型假体可大幅度缩短手术时间，同时无须开辟第二术区，使患者获得即刻的功能恢复。
- 对于此前肋骨–肋软骨移植治疗失败、过度生长或强直复发的儿童患者可以考虑进行 TJR。
- 自体脂肪移植是 TMJ TJR 的有效辅助手段，可大大减少关节窝周围的异位骨形成，降低复发率。

引　言

颞下颌关节（temporomandibular joint，TMJ）强直通常表现为下颌骨与关节窝间形成纤维性或骨性粘连。这类疾病严重影响患者的咀嚼、语言、口腔卫生及日常生活，严重情况下也可发生窒息，危及生命；同时，部分患者张嘴时常因骨膜牵拉而产生疼痛[1]。

导致 TMJ 强直的因素有很多，包括创伤、炎症、感染、TMJ 手术史、先天性畸形、特发性因素和医源性因素[2]。目前创伤成为 TMJ 强直最常见的病因；其次是感染[3, 4]。发生在生长发育期的 TMJ 强直可导致严重的牙颌面畸形[5]。

在临床上，通常使用临床检查及影像学检查对 TMJ 强直进行诊断，影像学检查包括 X 线平片、全景片、计算机断层（computed tomography, CT）扫描、磁共振（magnetic resonance imaging, MRI）及数字化三维重建[6]。Sawhney 以及 He 等[7, 8]提出了 TMJ 强直的分类系统（图 3-1）。

TMJ 强直的治疗目标，主要包括改善患者的下颌功能、矫正相关的颌面部畸形、减轻关节区疼痛和防止强直复发。目前已有多种术式用于关节强直的治疗，主要包括关节间隙成形术，间置式关节成形术和全关节置换术（total joint replacement, TJR）。自体组织如耳廓软骨、颞肌筋膜瓣、真皮、脂肪和骨等已被广泛应用于关节间隙成形术中（图 3-2）。此外，如 Proplast

Teflon（Vitek, Houston, TX）和 Silastic（Dow, Corning, Midland, MO）等人工材料也曾应用，但失败率较高[9-12]。

TJR 可分为包括肋骨-肋软骨移植（costochondral graft, CCG）和胸骨-锁骨移植（sternoclavicular grafts, SCG）在内的自体骨置换、显微外科重建及人工关节置换[13-17]（图 3-3）。然而，近年来一系列研究表明，应用 CCG 重建关节，其预后具有很大的不确定性[18-21]。该术式常见的术后并发症包括强直复发、肋软骨吸收、过度生长、骨折和疼痛[22, 23]。类似于下颌骨髁突，SCG 有良好的生长潜力。同时 SCG 的部分关节盘也可为关节功能的改善提供一定的潜能[16]。

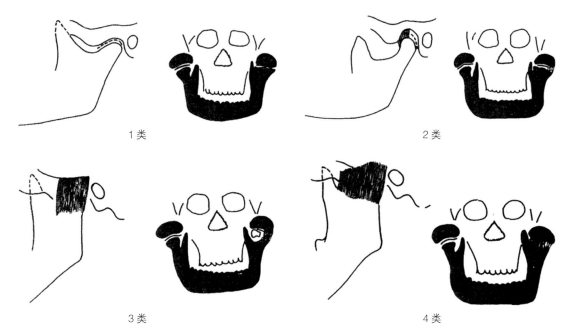

1 类

2 类

3 类

4 类

图 3-1 （1 类）髁突头磨平变形，与关节窝表面紧密接触。在关节周围存在致密的纤维粘连，从而导致活动困难。病因主要是下颌骨髁突的粉碎性骨折。（2 类）髁突头变形或变平，但仍然可辨别，且与关节面邻接紧密。然而，髁突头与关节窝外侧融合形成的骨球仅局限于前方和后方。在这种情况下，关节窝表面及关节盘依然完好。此类型可能是严重的髁突粉碎性骨折及关节窝表面的局部破坏所致。（3 类）骨球跨越了下颌升支及颧弓，关节窝表面及深面的关节盘完好。移位的髁突头萎缩并且可能与升支上端的内侧融合。此类可能是源于严重创伤导致的髁突头部和颈部的骨折错位及关节囊韧带的撕裂。（4 类）骨球宽而深，在升支和关节窝表面之间延伸，完全取代了正常的关节结构。此类可能是由于髁突颈部骨折导致的髁突头部脱位及损伤关节囊韧带、关节盘甚至关节窝表面所致。以上是目前最常用的分类[7]。

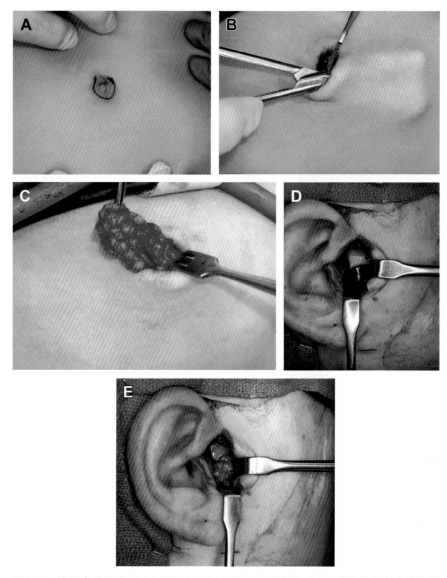

图 3-2 腹部脂肪移植。（A）脐周切口制备腹部游离脂肪。（B）移植前分离皮肤和脂肪。（C）腹部游离脂肪移植。（D）暴露移植区域。（E）缝合前植入游离脂肪。

牵张成骨也可用于治疗 TMJ 强直，通常在牵张过程的前、后去除关节强直[24]。然而，对于以上治疗方法，需要注意防止植入后并发症的出现，有必要对患者进行长期的观察和随访。

相比之下，使用定制型或标准型假体可以缩短手术时间[11、25、26]，同时避免潜在的供区损伤，患者可以获得即刻的功能恢

复[27]。然而，其缺点包括成本高、对严重的颌面畸形修复较为困难、材料磨损和假体植入失败等风险[28]。虽然人工关节置换较自体骨移植的价格更昂贵，但是后者通常需要更长的手术时间，耗费更多的人力和资源。同时，考虑到自体组织供体部位损伤可能会延长患者的住院时间，并且较难预测移植后的效果，人工关节置换的价格问题也就

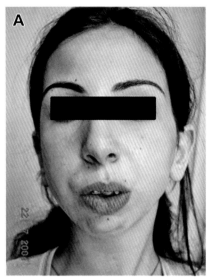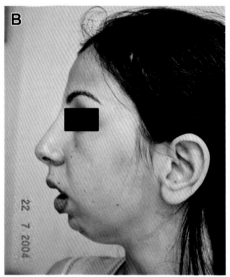

图 3-3 （A，B）患者为 20 岁女性，因青春期双侧髁突骨折导致双侧 TMJ 强直。此前 5 次手术均以失败告终，包括 2 次肋骨肋软骨移植，2 次颞肌筋膜瓣移植及 1 次冠突切除术。

并不显得如此突出。同时，由于定制型人工关节为每个患者"量身定制"，大大缩短了假体植入的手术时间。

对于标准型人工关节，外科医生必须"削足适履"，这增加了额外的手术时间和费用。Wolford 等[29] 对 TMJ Concepts/Techmedica 定制型假体（TMJ Concepts Inc., Ventura, CA）进行了长达 5 年的随访研究，并获得了良好的随访结果。Mercuri 等[30, 31] 也报道了该款假体植入后 9 年和 14 年的稳定随访效果。

治疗 TMJ 强直的基本手术流程如下：松解关节强直；彻底清除骨球（进行关节间隙成形术时需获得至少 2.0～2.5 cm 的间隙），应用定制型人工关节进行 TMJ 置换，同时将游离脂肪瓣移植于该假体的周围，并根据具体需求同期进行正颌手术[32-38]。Wolford[35] 于 1992 年首次使用该方法治疗 TMJ 强直。上述流程也可根据外科医生的临床技能、经验及偏好进行分期手术。

肋骨-肋软骨移植治疗颞下颌关节强直

治疗 TMJ 骨性强直的传统方法，主要包括关节间隙成形术和自体组织移植（图 3-4）。这种方法虽可以恢复关节形态，但通常需要较长的时间恢复关节功能，难以达到预期效果。主要是由于自体骨移植时，下颌骨的早期功能运动可能会影响移植骨的血管形成。对于多次复发的患者，在反应性骨或异位骨周围放置自体组织难以取得理想的效果，对于此类患者通常选择假体进行关节重建[36]。

据报道，毛细血管可以穿透最大厚度为 180～220 μm 的组织，而关节术区周围的瘢痕组织平均厚度约为 440 μm[27]。这或许就是临床上观察到的自体组织移植（如 CCG 和 SCG 等）在多次手术的患者身上常以失败告终的原因。自体组织移植需要供区丰富的血管供给营养，而经历过多次手术的患者

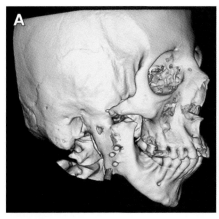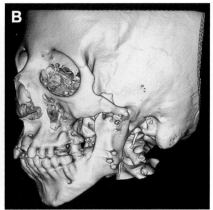

图 3-4 （A，B）对图 3-2 患者进行三维 CT 重建，显示双侧完全骨性强直。

体内的瘢痕组织并不能提供有助于自体组织移植成功的环境。

生长期患者的颞下颌关节强直

传统认为患有病理性、发育性及功能障碍性疾病的生长期患者，常使用自体骨移植重建关节。长期以来认为 CCG 是生长期患者 TMJ 重建的金标准[37-41]。

理论上，生长期患者自体移植的组织（CCG）会伴随患者一起生长。然而，这种所谓的生长潜力常会导致诸多不可预测的结果，甚至引起强直复发。造成这些并发症的因素有很多，主要包括自体骨移植的固定失败，或物理治疗后年轻患者的配合性较差等[15, 37, 38, 42, 43]。

最近有研究[44, 45]甚至对使用软骨移植修复以维持下颌生长的必要性进行质疑。对 CCG 重建 TMJ 术后的儿童患者进行长期随访，结果显示，在 72 例患者中，治疗侧发生过度生长的比例占到 54%，仅有 38% 的患者治疗侧与对侧生长速度相同[46-51]。此外，Peltomaki 等对 CCG 术后下颌骨的生长情况进行了系列研究[52-55]，结果证实了此前的观点，即移植组织与下颌骨的生长速度难以取得良好的匹配。

鉴于此前报道 CCG 重建时所发生的如植入失败、不稳定性生长、强直以及潜在供区损伤等一系列问题，以及参考骨科的成功经验，我们认为在以下情况，对生长期患者使用人工关节置换是较为合理的：① 对其他治疗方式效果不佳的严重 TMJ 炎症性病变。② 其他治疗方式效果不佳，反复发作的纤维性或骨性强直。③ 组织移植失败（骨、软组织）。④ 因骨吸收、创伤、发育异常或病理损伤引起的下颌骨垂直高度的丧失和（或）咬合关系改变。

对 CCG 手术失败、过度生长或强直复发的儿童进行再次手术时，应考虑选择更加合适的治疗方案，而非继续采用此前的治疗方法。对于这些患者，最佳的选择是进行人工关节置换，从而避免反复手术带来的生理及心理上的痛苦[53]。

应用全关节置换治疗 TMJ 强直

对于强直反复发作的患者，再次自体组织植入，仍有反应性或异位骨形成的可能。

近年来的骨科教科书或论文均不支持将自体骨移植应用于非生长期的强直患者。对于上述需要进行 TJR 的患者，应用人工关节进行置换是骨科学领域的首选治疗方法[56, 57]。

依据生物学因素和骨科的成功经验，笔者团队认为人工关节进行置换是 TMJ 复发性纤维性强直或骨性强直的有效治疗方式。

此前的相关研究表明，根据患者 CT 数据打印的用于定制型假体设计及制造的树脂头模，其平均精度约为 97.9%。因此，对于强直或强直复发需行定制型人工关节置换的患者来说，建议采取分期手术完成假体植入[58]。

在Ⅰ期手术中，外科医生需清除粘连的骨球，以便创造一个充足的间隙（2.0～2.5 cm），随后放置空间保持器以防止间隙中再次形成异位骨或纤维（图 3-5）[59]。为防止保持器位置发生变化，必须行颌间结扎，以保证骨结构和咬合的稳定。

患者在Ⅰ期术后进行 CT 检查，随后完成树脂头模的打印。根据患者的头模和具体情况设计并加工定制型全关节假体。

在Ⅱ期手术中，取出空间保持器后植入定制型假体。为防止异位骨形成和强直复发，通常选择腹部游离脂肪移植，充填于假体周围的无效腔[60]。术后患者可行即刻的康复训练。如果有矫正相关牙颌面畸形的需要，则可同期行正颌手术。

Pearce 等[61]曾报道，通过术前设计制作手术导板可实现同期手术完成假体植入。但仍有许多外科医生认为，分期手术可以最大程度发挥定制型人工关节的优势。确实在某些情况下可以考虑同期手术，但这需要具有多年关节重建经验的外科医生在头模上模拟手术并确保假体的贴合。毋庸置疑，同期手术具有其特定的优势，即患者只需经受一次手术即可获得即刻的功能恢复（图 3-3）。

应用脂肪瓣防止异位骨形成的重要性

1913 年，Blair[62]首次报道使用自体脂肪移植治疗 TMJ 强直。Murphy[63]于 1914 年再次报道。随后直到 20 世纪 90 年代都没出现类似的文献。1992 年，Wolford 率先在应用 TMJ Concepts 进行关节重建时，放置自体脂肪于假体周围的无效腔，预防术后异位骨形成和纤维化（图 3-3）。放置自体脂肪的基本原理是消灭关节假体周围的无效腔，从而防止血凝块的聚集和形成。创造这

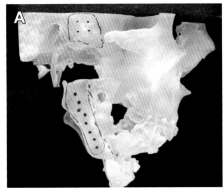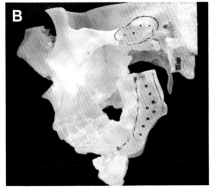

图 3-5 （A，B）Ⅰ期的双侧间隙成形术，间置物植入及颞成形术后的头模设计（ProtoMED, Westminster, CO）。

种物理性屏障有助于最大限度地减少多能细胞进入，并防止广泛纤维化和异位钙化形成。脂肪组织也可抑制异位骨形成，还可将病变组织从残留的周围区域进行分离，使假体部件周围的异位骨形成达到最小化（图 3-3）。

Wolford 和 Karras[35] 最先对关节假体周围放置的脂肪瓣进行了随访和评估。对 15 例 22 侧关节行 TMJ Concepts 定制型假体置换，同时从腹部获取自体脂肪放置于关节假体周围。影像学或临床检查表明，脂肪移植组没有患者出现术区的异位钙化，而 7 名未行脂肪瓣移植的患者（35%）存在异位骨的形成并需要二次手术。该研究初步证明了自体脂肪移植是一种辅助人工关节重建的有效手段，可大大降低关节内纤维化和异位钙化的发生概率（图 3-2）。

Mercuri 等[60] 评估了 20 例 33 侧使用定制型人工关节重建及腹部脂肪移植的患者，平均随访时间为 50.4 个月。结果

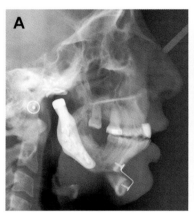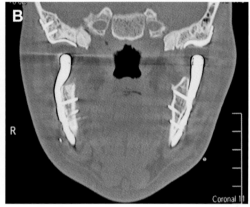

图 3-6 （A，B）头颅侧位片及冠状位 CT 显示图 3-2 中患者于 II 期行 TMJ Concepts（Ventura, CA）定制型 TMJ 假体植入手术。关节窝假体的关节面是由超高分子量聚乙烯制作，因此不能成像。

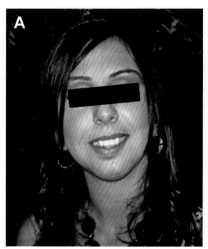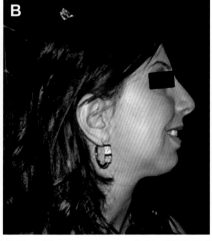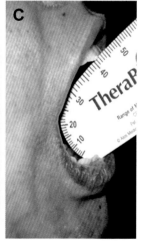

图 3-7 （A，C）图 3-2 中的患者行牙修复及双侧 TMJ Concepts 定制型假体置换 5 年后。（A）术后正面照。（B）术后侧面照。（C）术后最大张口度为 42 mm，并不伴疼痛。

显示，患者术后疼痛减轻（52%），下颌功能（76%）和饮食（72%）都取得了改善，最大开口度（MIO）从 11.75 mm 增大至 32.9 mm，同时有 17 例（85%）患者的生活质量评分有明显改善。

自体脂肪移植是人工关节置换的一种有效辅助手段，同时也可用于自体骨关节重建。自体脂肪移植的过程相对快速简便，并发症极低[35, 36]。最常见的并发症在于供体区的皮下积液或血肿，常以穿刺和弹力敷料进行治疗。总之，应用 TMJ Concepts 定制型假体和自体脂肪移植进行关节重建，为严重 TMJ 疾病的患者提供了一种高度可预测的治疗方法。

参考文献

［1］Roychoudhury A, Parkash H, Trikha A. Functional restoration by gap arthroplasty in temporomandibular joint ankylosis: a report of 50 cases. Oral Surg Oral Med Oral Pathol 1999; 87: 166−9.

［2］Erol B, Tanrikulu R, GoÅNrgün B. A clinical study on ankylosis of the temporomandibular joint. J Craniomaxillofac Surg 2006; 34: 100.

［3］Lello GE. Surgical correction of temporomandibular joint ankylosis. J Craniomaxillofac Surg 1990; 18: 19.

［4］Topazian RG. Etiology of ankylosis of temporomandibular joint: analysis of 44 cases. J Oral Surg Anesth Hosp Dent Serv 1964; 22: 227.

［5］Miyamoto H, Kurita K, Ogi N, et al. The role of the disk in sheep temporomandibular joint ankylosis. Oral Surg Oral Med Oral Pathol 1999; 88: 151−8.

［6］Spijkervet FK, de Bont LG, Boering G. Management of pseudoankylosis of the temporomandibular joint: report of cases. J Oral Maxillofac Surg 1994; 52: 1211−7.

［7］Sawhney CP. Bony ankylosis of the temporomandibular joint: follow-up of 70 patients treated with arthroplasty and acrylic spacer interposition. Plast Reconstr Surg 1986; 77(1): 29−40.

［8］He D, Yang C, Chen M, et al. Traunatic temporomandibular joint ankylosis: our classification and treatment experience. J Oral Maxillofac Surg 2011; 69: 1600−7.

［9］Wolford LM, Henry CH, Nikaein A, et al. The temporomandibular joint alloplastic implant problem. In: Sessle BJ, Bryant PS, Dionne RA, editors. Temporomandibular disorders and related pain conditions. Seattle (WA): IASP Press; 1995. p.443−7.

［10］Wolford LM. Temporomandibular joint devices: treatment factors and outcomes. Oral Surg Oral Med Oral Pathol Oral Radiol Endod 1997; 83: 143−9.

［11］Wolford LM, Cottrell DA, Henry CH. Temporomandibular joint reconstruction of the complex patient with the Techmedica custom-made total joint prosthesis. J Oral Maxillofac Surg 1994; 52: 2−10.

［12］Henry CH, Wolford LM. Treatment outcomes for TMJ reconstruction after Proplast-Teflon implant failure. J Oral Maxillofac Surg 1993; 51: 352−8.

［13］Matukas VJ, Szvmela VF, Schmidt JF. Surgical treatment of bony ankylosis in a child using a composite cartilage-bone iliac crest graft. J Oral Surg 1980; 38: 903.

［14］Dingman RO, Grabb WG. Reconstruction of both mandibular condyles with metatarsal bone grafts. Plast Reconstr Surg 1964; 34: 441.

［15］MacIntosh RB, Henny FA. A spectrum of application of autogenous costochondral grafts. J Maxillofac Surg 1977; 5: 257−67.

［16］Wolford LM, Cottrell DA, Henry CH. Sternoclavicular grafts for temporomandibular joint reconstruction. J Oral Maxillofac Surg 1994; 52: 119−28.

［17］Potter JK, Dierks EJ. Vascularized options for reconstruction of the mandibular condyle. Semin Plast Surg 2008; 22(3): 156−60.

［18］Posnick JC, Goldstein JA. Surgical management of temporomandibular joint ankylosis in the pediatric population. Plast Reconstr Surg 1993; 91: 791.

［19］Pensler JM, Christopher RD, Bewyer DC. Correction of micrognathia with ankylosis of the temporomandibular joint in childhood. Plast Reconstr Surg 1933; 91: 799.

［20］Lindquist C, Pihakari A, Tasanen A, et al. Autogenous costochondral grafts in temporomandibular joint arthroplasty: a surgery of 66 arthroplasties in 60 patients. J Maxillofac Surg 1986; 14: 143.

［21］Munro IR, Chen YR, Park BY. Simultaneous total correction of temporomandibular ankylosis and facial asymmetry. Plast Reconstr Surg 1986; 77: 517.

［22］Perrot DH, Kaban LB. Temporomandibular joint ankylosis in children. Oral Maxillofac Surg Clin North Am 1994; 6: 187.

［23］Kaban LB, Perrot DH, Fisher K. A protocol for management of temporomandibular joint ankylosis. J Oral Maxillofac Surg 1990; 48: 11.

［24］ Li J, Zhu S, Wang T, et al. Staged treatment of temporomandibular joint ankylosis with micrognathia using mandibular osteodistraction and advancement genioplasty. J Oral Maxillofac Surg 2012; 70(12): 2884−92.

［25］ Granquist EJ, Quinn PD. Total reconstruction of the temporomandibular joint with a stock prosthesis. Atlas Oral Maxillofac Surg Clin North Am 2011; 19: 221−32.

［26］ Mercuri LG, Wolford LM, Sanders B, et al. Custom CAD/CAM total temporomandibular joint reconstruction system: preliminary multicenter report. J Oral Maxillofac Surg 1995; 53: 106−15.

［27］ Mercuri LG. Alloplastic temporomandibular joint reconstruction. Oral Surg Oral Med Oral Pathol 1998; 85: 631.

［28］ Loveless TP, Bjornland T, Dodson TB, et al. Efficacy of temporomandibular joint ankylosis surgical treatment. J Oral Maxillofac Surg 2010; 68: 1276−82.

［29］ Wolford LM, Pitta MC, Reiche-Fischel O, et al. TMJ concepts/techmedica custom-made TMJ total joint prosthesis: 5-year follow-up study. Int J Oral Maxillofac Surg 2003; 32: 268.

［30］ Mercuri LG, Wolford LM, Sanders B, et al. Long-term follow-up of the CAD/CAM patient fitted total temporomandibular joint reconstruction system. J Oral Maxillofac Surg 2002; 60: 1440−8.

［31］ Mercuri LG, Edibam NR, Giobbie-Hurder A. Fourteen-year follow-up of a patient-fitted total temporomandibular joint reconstruction system. J Oral Maxillofac Surg 2007; 65: 1140−8.

［32］ Wolford LM. Concomitant temporomandibular joint and orthognathic surgery. J Oral Maxillofac Surg 2003; 61: 1198−204.

［33］ Wolford LM, Pinto LP, Cardenas LE, et al. Outcomes of treatment with custom-made temporomandibular joint total joint prostheses and maxillomandibular counter-clockwise rotation. Proc (Bayl Univ Med Cent) 2008; 21: 18−24.

［34］ Wolford LM. Clinical indications for simultaneous TMJ and orthognathic surgery. Cranio 2007; 25: 273−82.

［35］ Wolford LM, Karras SC. Autologous fat transplantation around temporomandibular joint total joint prostheses: preliminary treatment outcomes. J Oral Maxillofac Surg 1997; 55: 245−51.

［36］ Petty W, editor. Total joint replacement. Philadelphia: Saunders; 1991.

［37］ Ware WH, Taylor RC. Cartilaginous growth centers transplanted to replace mandibular condyles in monkeys. J Oral Surg 1966; 24: 33.

［38］ Ware WH, Brown SL. Growth center transplantation to replace mandibular condyles. J Maxillofac Surg 1981; 9: 50.

［39］ Poswillo DE. Biological reconstruction of the mandibular condyle. Br J Oral Maxillofac Surg 1987; 25: 100.

［40］ MacIntosh RB. Current spectrum of costochondral grafting. In: Bell WH, editor. Surgical correction of dentofacial deformities: new concepts, vol. III. Philadelphia: Saunders; 1985. p.355−410.

［41］ MacIntosh RB. The use of autogenous tissue in temporomandibular joint reconstruction. J Oral Maxillofac Surg 2000; 58: 63.

［42］ Obeid G, Gutterman SA, Connole PW. Costochondral grafting in condylar replacement and mandibular reconstruction. J Oral Maxillofac Surg 1988; 48: 177.

［43］ Samman N, Cheung LK, Tideman H. Overgrowth of a costochondral graft in an adult male. Int J Oral Maxillofac Surg 1995; 24: 333.

［44］ Ellis E, Schneiderman ED, Carlson DS. Growth of the mandible after replacement of the mandibular condyle: an experimental investigation in Macaca mulatta. J Oral Maxillofac Surg 2002; 60: 1461.

［45］ Guyot L, Richard O, Layoun W, et al. Long-term radiological findings following reconstruction of the condyle with fibular free flaps. J Craniomaxillofac Surg 2004; 32: 98.

［46］ Guyuron B, Lasa CI. Unpredictable growth pattern of costochondral graft. Plast Reconstr Surg 1992; 90: 880.

［47］ Marx RE. The science and art of reconstructing the jaws and temporomandibular joints. In: Bell WH, editor. Modern practice in orthognathic and reconstructive surgery, vol. 2. Philadelphia: Saunders; 1992. p.1448.

［48］ Perrot DH, Umeda H, Kaban LB. Costochondral graft/reconstruction of the condyle/ramus unit: long-term follow-up. Int J Oral Maxillofac Surg 1994; 23: 321.

［49］ Svensson A, Adell R. Costochondral grafts to replace mandibular condyles in juvenile chronic arthritis patients: long-term effects on facial growth. J Craniomaxillofac Surg 1998; 26: 275.

［50］ Ross RB. Costochondral grafts replacing the mandibular condyle. Cleft Palate Craniofac J 1999; 36: 334.

［51］ Wen-Ching K, Huang CS, Chen YR. Temporomandibular joint reconstruction in children using costochondral grafts. J Oral Maxillofac Surg 1999; 57: 789.

［52］ Peltomäki T, Vähätalo K, Rönning O. The effect of a unilateral costochondral graft on the growth of the marmoset mandible. J Oral Maxillofac Surg 2002; 60: 1307.

［53］ Peltomäki T, Rönning O. Interrelationship between size and tissue-separating potential of costochondral transplants. Eur J Orthod 1991; 13: 459.

［54］ Peltomäki T. Growth of a costochondral graft in the rat temporomandibular joint. J Oral Maxillofac Surg 1992; 50: 851.

［55］ Mercuri LG, Swift JQ. Considerations for the use of alloplastic temporomandibular joint replacement in the growing patient. J Oral Maxillofac Surg 2009; 67: 1979−90.

［56］ Skinner HB. Current diagnosis and treatment in orthopedics. 2nd edition. New York: Lang Medical Books; McGraw-Hill; 2000.

［57］ Chapman MW. Chapman's orthopaedic surgery. 3rd edition. Philadelphia: Lippincott Williams & Wilkins; 2001.

[58] Mercuri LG. Alloplastic TMJ replacement. Rationale for custom devices. Int J Oral Maxillofac Surg 2012; 41: 1033−40.

[59] Pitta MC, Wolford LM. Use of acrylic spheres as spacers in staged temporomandibular joint surgery. J Oral Maxillofac Surg 2001; 59: 704−6.

[60] Mercuri LG, Alcheikh Ali F, Woolson R. Outcomes of total alloplastic replacement with peri-articular autogenous fat grafting for management of re-ankylosis of the temporomandibular joint. J Oral Maxillofac Surg 2008; 66: 1794−803.

[61] Pearce CS, Cooper C, Speculand B. One stage management of ankylosis of the temporomandibular joint with a custom-made total joint replacement system. Br J Oral Maxillofac Surg 2009; 47: 530−4.

[62] Blair VP. Operative treatment of ankylosis of the mandible. Trans South Surg Assoc 1913; 28: 435.

[63] Murphy JB. Arthroplasty for intra-articular bony and fibrous ankylosis of the temporomandibular articulation. J Am Med Assoc 1914; 62: 1783.

4

计算机技术辅助定制型全关节假体置换同期正颌手术的流程介绍

Protocol for Concomitant Temporomandibular Joint Custom-fitted Total Joint Reconstruction and Orthognathic Surgery Using Computer-assisted Surgical Simulation

Reza Movahed, DMD

Larry M. Wolford, DMD

张善勇，陈旭卓　译

关键词

- 颞下颌关节
- 正颌外科
- 全关节置换
- 计算机辅助手术模拟

要点

- 全关节置换同期正颌手术通常可在同期手术中完成。
- 数字化设计可大大降低人工关节-正颌同期手术的准备时间。
- 应用计算机辅助手术模拟可增加人工关节同期正颌手术的精确性。
- 对下颌升支外侧进行骨修整有助于全关节假体的精准就位。

引　言

治疗颞下颌关节（temporomandibular joint, TMJ）紊乱病和牙颌面畸形通常可分为同期手术和分期手术。分期手术意味着患者需要接受两次住院和麻醉，大大延长了治疗时间。然而，对于行 TMJ-正颌同期治疗（concomitant TMJ and orthognathic surgery, CTOS）的病例，不仅需要医生制订详细的治疗计划，也要求术者具有较高的手术技巧。本文提出了一种新的治疗方法，将计算机辅助技术（computer-assisted surgical simulation, CASS）应用于 CTOS 的病例中，并使用定制型全 TMJ 假体进行关节重建。在本文中，我们将介绍和比较传统和新型的 CTOS 流程。总体来说，应用新型 CTOS 流程可有效减少术前准备时间，同时提高模型外科的准确性。

适 应 证

TMJ 紊乱病和牙颌面畸形常同时存在。TMJ 紊乱病可能是颌骨畸形的原因，也可能是结果，这两者也可彼此独立发展。常见的影响下颌位置、咬合关系和正颌手术结果的 TMJ 疾病包括：① 关节盘移位。② 青少年髁突吸收。③ 反应性关节炎。④ 髁突增生。⑤ 强直。⑥ 先天性关节畸形或缺失。⑦ 结缔组织和自身免疫性疾病。⑧ 创伤。⑨ 其他终末期 TMJ 疾病[1]。这些疾病通常与牙颌面畸形、错𬌗畸形、TMJ 疼痛、头痛、肌筋膜疼痛、下颌功能损伤、耳部症状以及睡眠呼吸暂停综合征相关联。存在上述情况的患者经手术干预（如 TMJ 手术和正颌手术）后，症状可能有所改善。上述 TMJ 疾病在采用定制型全关节假体置换后，通常能取得较为良好的治疗效果。

采用传统的模型外科进行手术设计存在较大的误差和风险。因此，CTOS 要求术者具有娴熟的手术设计经验。

过去的 10 年中，CASS 技术已广泛应用于口腔颌面部外科的各领域[2, 3]，包括牙颌面畸形、先天性畸形[4]、肿瘤切除后缺损、创伤后缺损、颅骨缺损重建以及 TMJ 重建[5]。CASS 可以提高手术精度，提供中间和终末咬合板，同时较传统方法相比减少了外科医生的术前准备时间[6]。

传统关节-正颌同期治疗的流程

CTOS 病例的治疗规划通常基于头影测量、临床评估和模型外科，同时提供上、下颌骨的运动模板，以便在功能、面型、咬合和气道等方面达到最优治疗效果。对于需要行全关节假体置换的患者，计算机断层扫描（computed tomography, CT）可获得 1 mm 层厚的 TMJ，上、下颌骨的颌面部影像。根据这些 CT 扫描数据，可打印下颌骨树脂模型。

使用原始的头影测量描迹线和预测的头影测量描迹线（图 4-1A），根据测量参数调整下颌骨的前后及垂直向位置，并进行冠状、矢状和水平方向旋转，使模型达到理想

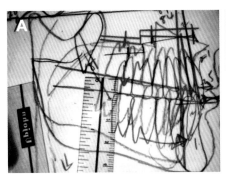
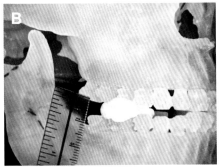

图 4-1 （A）利用头影测量确定逆时针旋转下颌骨后第二磨牙区的开𬌗程度。（B）将头影测量上的预测结果转移至头模，并用自凝树脂（甲基丙烯酸甲酯）固定逆时针旋转后的上、下颌相对位置 [引自 Movahed R, Teschke M, Wolford LM. Protocol for concomitant temporomandibular joint custom-fitted total joint reconstruction and orthognathic surgery utilizing computer-assisted surgical simulation. J Oral Maxillofac Surg 2013; 71（12）: 2124]。

的术后位置（图 4-1）。通常使用自凝树脂将上、下颌骨进行固定。对于许多患有 TMJ 紊乱病且需要同时进行正颌手术的患者，逆时针旋转上下颌骨复合体，可以最大限度地改善患者面型，该过程在模型上即体现为后牙的开𬌗（图 4-1B）。由于下颌模型的位置往往是手动调整，因此操作人员的熟练度及三维方向上的下颌骨定位往往决定了模型的最终位置，预先设计可进一步控制误差幅度。

下一步需要对下颌支和关节窝的侧面进行适当的骨修整（图 4-2A，B），从而设计并制作定制型全关节假体，其目的是对下颌支外侧进行修整使其成为平面，以便于下颌假体的安放。只有解剖结构异常时才需要进行关节窝的轮廓修整。在头模上对需行局部骨修整的区域进行红色标记，以便指导术中精确去骨。逆时针旋转上下颌骨复合

体可使大多数 CTOS 患者的面型获得最大改善。

头模加工完成后，即被发送至 TMJ Concepts（Ventura, CA）公司进行假体设计以及蜡型制作（图 4-2C），并在假体加工前将头模设计和假体蜡型发给外科医生进行最终确认。从 CT 扫描到厂家完成定制型假体加工大约需要 8 周时间，随后在𬌗架上完成正颌手术的术前设计。在𬌗架上模拟下颌运动获取中间咬合板。确定上颌模型最终位置，获取终末咬合，必要时需进行分块设计，并完成终末咬合板的制作。

应用计算机辅助手术指导颞下颌关节正颌同期治疗的流程

对于 CTOS 病例，通常使用 Medical Modeling（Golden, CO）公司的 CASS 软件

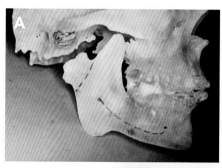
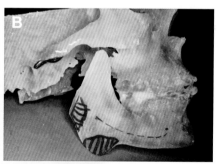
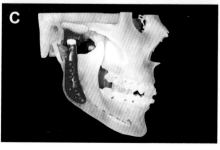

图 4-2 （A）对髁突截骨及关节窝的不规则区域进行标记。（B）在头模上行髁突切除并对升支和关节窝行骨修整（修整区标记为红色）。（C）在头模上经外科医生确认后的假体蜡型。

传统的 CTOS 准备流程
- 对上、下颌骨进行 CT 扫描。
- 打印头模（分离上、下颌）。
- 定位并固定下颌骨于最终位置。
- 截除髁突并修整下颌升支外侧面及关节窝。
- 发送模型至 TMJ Concepts 进行假体设计及蜡型制作。
- 外科医生确认全关节假体的设计和蜡型。
- 加工定制型全关节假体。
- 假体送往医院进行手术植入。

传统的 CTOS 中间咬合板和终末咬合板的制造方案
- 获取患者牙模。
- 在颌架上安装上、下颌牙模。
- 根据头模的下颌位置在颌架上重新定位下颌牙模。
- 加工中间咬合板。
- 必要时，重新定位上牙模。
- 加工终末咬合板。
- 准备手术。

进行正颌手术设计，利用数字化技术（图 4-3）移动上、下颌骨使其达到最终位置。基于临床评估，牙模，头影测量及计算机模拟分析，准确地确定颌骨在冠状、矢状及水平方向上的三维位置。

利用 DICOM（Digital Imaging and Communications in Medicine）格式的数据对头模进行重建，并在头模上标记上、下颌骨的最终位置关系。随后发送给外科医生确认髁突切除以及下颌支外侧和关节窝的骨修整的范围（图 4-4A）。随后将头模发送到 TMJ Concepts 公司进行假体设计和蜡型制作。利用互联网，假体的最终设计可以迅速发送至手术医生并获得确认（图 4-4B）。定制型假体的加工通常需 8 周左右的时间。

手术前约 2 周，获取终末牙模，若上颌是采用分段设计，则包括 2 个上颌模型。其中一个上颌模型在必要时可选择分段，以同期纠正咬合关系，将分段骨块与下颌牙列相匹配，达到最佳的咬合位置，同时上颌各段间互相固定，此时并不需要在合架上安装牙模。将模型（通常为 2 个上颌，1 个或 2 个下颌模型）发送至 Medical Modeling 进行扫描，并转为计算机模型。在术中，由于笔者习惯首先进行 TMJ Concepts 假体置换及下颌前移（下颌先行），因此将未分割的上颌模型置于原始位置，而下颌骨置于终末位置以此确定并加工中间咬合板（图 4-3B）。然后将分段的上颌模型置于终末模拟位置，使上下颌骨达到最佳咬合位置后加工终末合板。将牙齿模型，咬合板和计算机模拟手术图像发送给外科医生以完成最终手术。

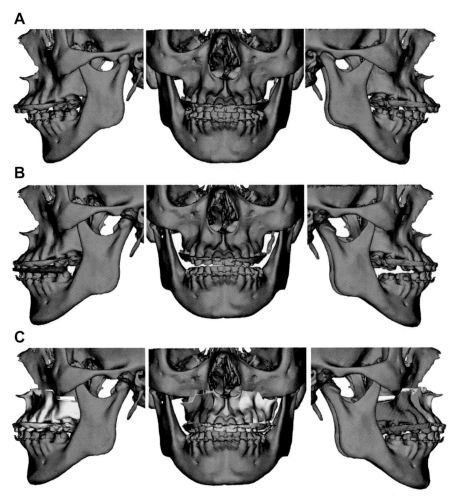

图 4-3　分阶段计算机辅助模拟手术报告。（A）模拟上、下颌骨的术前位置。（B）模拟上、下颌骨的中间位置，其中上颌骨在其原始位置，而下颌骨在其最终位置，并在此位置上制作中间咬合板。（C）模拟下颌骨前移和上颌骨分块后上、下颌骨的最终位置，在此位置上制作终末咬合板。

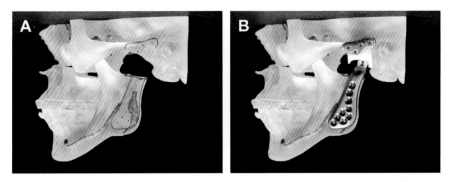

图 4-4　（A）模拟上、下颌骨的最终位置。切除髁突并将下颌升支外侧和关节窝需进行修整的部位进行红色标记，发送到 TMJ Concepts 进行假体加工。（B）定制型假体与头模匹配良好。

> **使用 CASS 的 CTOS 流程**
>
> - 获取完整的上、下颌骨 CT 扫描数据（1 mm 层厚）。
> - 利用 CASS 创建计算机三维模型。
> - 利用计算机虚拟手术设计矫正颌面畸形，确定上、下颌骨的最终位置。
> - 打印终末上、下颌头模并寄送至外科医生，确定髁突切除及升支和关节窝的修整范围。
> - 将头模发送至 TMJ Concepts 进行假体设计和蜡型制作。
> - 外科医生线上确认假体设计。
> - 假体加工完成并送往医院。
> - 手术前两周，获取最终匹配的牙模（2 个上颌，1 个或 2 个下颌模型）；其中 1 个为分块后的上颌模型；模型发送至 Medical Modeling 进行加工。
> - 将模型导入数字化设计软件以构建中间和终末咬合板。
> - 将头模、咬合板和数字化设计的打印产品发送给外科医生。

将 CASS 技术应用于 CTOS 病例，避免了外科医生在头模上手动摆放下颌骨的传统步骤，在节省术前准备时间的同时，也提高了手术精度。虽然只有当上颌骨需要分块时才需要行模型手术，但由于无须使用殆架，同样省去了大量模型安装、模型预备、下颌骨定位，制作中间及终末咬合板的时间。咬合板通常由 Medical Modeling 加工制造。

讨 论

应用 CASS 技术对 CTOS 病例的术前设计，通过精准的数字化技术降低了传统模型外科带来的误差。此外，由 TMJ Concepts 公司对头模进行精确的定位和加工，大大减少了外科医生术前的工作量。

CASS 目前仍有诸多改进空间，例如，采用更加精确的方式模拟下颌支和关节窝的轮廓修整，利用激光扫描技术获取患者咬合从而避免制取牙模，并且利用 CASS 技术进行精确的上颌分块和咬合拼接。要实现这些目标，还需要进一步落实直接在 CASS 环境下设计并制作定制型 TMJ Concepts 假体的工作流程，使外科医生"亲自动手"制作假体成为历史。

亮点

（1）正颌-全关节置换联合重建的患者可以在同期完成手术。

（2）数字化设计可大大缩短术前准备时间。

（3）CTOS-CASS 技术提高了关节-正颌联合治疗的准确性。

（4）为了方便假体就位，有必要对下颌升支外侧面进行骨修整。

病 例

患者女性，32 岁，在小学时诊断为青少年特发性关节炎，15～17 岁接受正畸治疗，其间拔除双侧上颌第一前磨牙，但在 28 岁时开始出现前牙开殆（图 4-5～图 4-9）。在随后的几年里，她进行了以殆垫为主的保守治疗，并进行了关节镜手术，但肌筋膜疼痛仍然持续存在且不断加重。术前最大被动开口度为 36 mm，主动开口度为 14 mm。侧方运动向右为 9 mm，向左为 10 mm。该患者手术采用 CTOS-CASS 技术进行手术设计：

（1）应用 TMJ Concepts 定制型假体重建双侧 TMJ，并对双侧下颌骨行逆时针旋转。

（2）腹部游离脂肪填充双侧 TMJ 假体周围的无效腔。

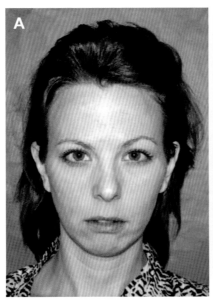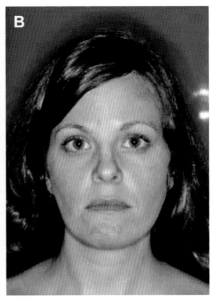

图 4-5　正面照。（A）术前。（B）术后 1 年。

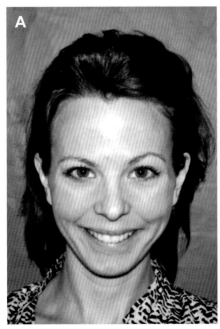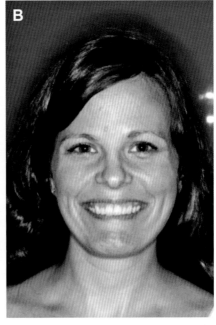

图 4-6　正面微笑照。（A）术前。（B）术后 1 年。

（3）双侧冠突切除。

（4）上颌分块截骨以实现逆时针旋转及前移。

（5）双侧下鼻甲部分切除。

术后 1 年，患者肌筋膜疼痛、TMJ 及头部疼痛消失，最大开口度增加至 50 mm。侧方运动为向右 4 mm，向左 2 mm。患者建立了稳定的 I 类咬合关系并获得了良好的面型。

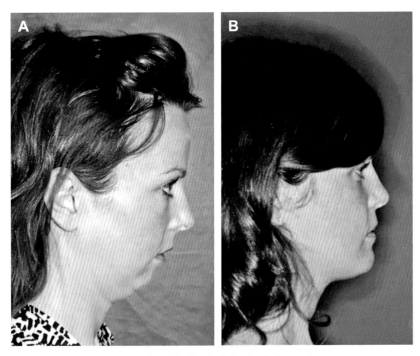

图 4-7　侧面照。（A）术前。（B）术后 1 年。

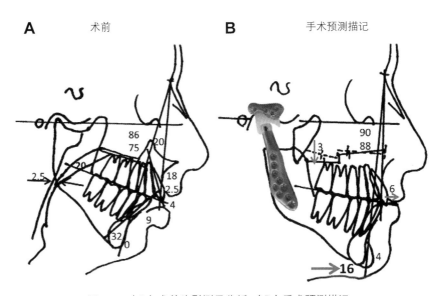

图 4-8　（A）术前头影测量分析。（B）手术预测描记。

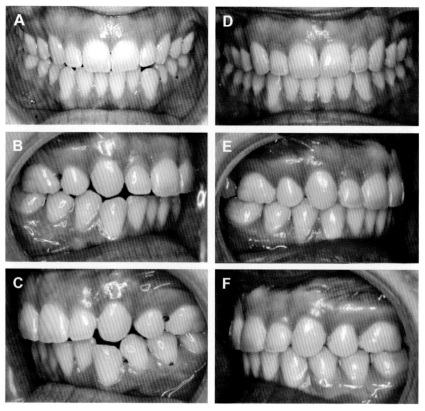

图4-9 （A～C）术前咬合情况。（D～F）术后1年咬合情况。

参考文献

［1］Wolford LM, Cassano DS, Goncalves JR. Common TMJ disorders: orthodontic and surgical management. In: McNamara JA, Kapila SD, editors. Temporomandibular disorders and orofacial pain: separating controversy from consensus. Craniofacial Growth Series, vol. 46. Ann Arbor (MI): University of Michigan; 2009. p.159-98.

［2］Papadopoulos MA, Christou PK, Athanasiou AE, et al. Three-dimensional craniofacial reconstruction imaging. Oral Surg Oral Med Oral Pathol Oral Radiol Endod 2002; 93: 382-93.

［3］Xia J, Ip HH, Samman N, et al. Computer-assisted three-dimensional surgical planning and simulation: 3D virtual osteotomy. Int J Oral Maxillofac Surg 2000; 29: 11-7.

［4］Rotaru H, Stan H, Florian I, et al. Cranioplasty with custom-made implants: analyzing the cases of 10 patients. J Oral Maxillofac Surg 2012; 70: e169.

［5］Gateno J, Xia J, Teichgraeber J, et al. Clinical feasibility of computer-aided surgical simulation (CASS) in the treatment of complex cranio-maxillofacial deformities. J Oral Maxillofac Surg 2007; 65: 728.

［6］Movahed R, Teschke M, Wolford LM. Protocol for concomitant temporomandibular joint custom-fitted total joint reconstruction and orthognathic surgery utilizing computer-assisted surgical simulation. J Oral Maxillofac Surg 2013; 71(12): 2123-9.

5 | 髁突吸收的诊断和治疗
Condylar Resorption of the Temporomandibular Joint: How Do We Treat It?

Larry M. Wolford, DMD

João Roberto Gonçalves, DDS, PhD

张善勇，陈欣慰　译

关键词

- 髁突吸收
- 自身免疫和结缔组织疾病
- 关节周围脂肪移植
- 青少年髁突吸收
- 关节盘锚固术
- 正颌外科
- 反应性（炎症性）关节炎
- 定制型全关节假体

要点

- 多种颞下颌关节病变可导致髁突吸收。
- TMJ CR 常伴发牙颌面畸形、TMJ 功能紊乱、疼痛等症状。
- MRI 是诊断和制订 TMJ 疾病治疗计划的重要手段。
- 青少年髁突吸收（AICR）是导致 CR 的最常见情况之一，多发于青少年女性。
- 在关节盘和髁突形态尚佳的情况下，关节盘锚固术同期正颌外科可有效治疗青少年髁突吸收。
- 反应性关节炎通常由 TMJ 细菌或病毒性感染引起。
- 定制型全关节假体能为严重的 TMJ 病变提供最佳治疗效果。

引　言

髁突吸收（condylar resorption, CR）即髁突高度和体积的下降，其原因包括：内分泌、肿瘤、代谢、创伤、炎症、感染、异常负荷、结缔组织和自身免疫性疾病以及晚期颞下颌关节（temporomandibular joint, TMJ）病变等。特发性髁突吸收（idiopathic condylar resorption, ICR）是一个通用术语，通常定义为发病原因未知的 CR。

导致 CR 的常见疾病包括：① 青少年髁突吸收（adolescent internal condylar

resorption, AICR）。②反应性（炎症性）关节炎。③自身免疫和结缔组织疾病（autoimmune and connective tissue diseases, AI/CT）。④其他晚期 TMJ 疾病，可同时伴发以下临床表现：牙颌面畸形、TMJ 疼痛、头痛、肌筋膜痛、TMJ 功能障碍、耳部症状，更有甚者，可出现发音问题、气道缩窄、睡眠呼吸暂停和心理疾病等。TMJ 和正颌手术可有效改善上述症状。

部分 CR 好发于特定的年龄和性别，鉴别不同原因的 CR 将有助于加深对疾病性质、发生发展、临床症状、影像学改变和组织学特征的认识，并达到最佳的功能和美观。

尽管 TMJ CR 患者通常具有关节症状，但约 25% 无明显临床表现，由于术前容易忽视 TMJ 的异常改变，常导致治疗效果不佳，增大了正颌手术的风险。随着 CR 的发展，可能会导致牙颌面畸形的继发和复发，加重关节疼痛和功能障碍。

许多学者认为 TMJ CR 的发生与正畸和正颌治疗有关[1-10]。然而，这些治疗通常只是与 TMJ 病变同时存在，并非 TMJ CR 的原因。在某些情况下，正畸和正颌治疗可能会加重 CR 的程度和关节症状。传统的 CR 治疗方法包括：①通过咬合板治疗减轻关节负荷。②通过药物干预减缓髁突吸收。③症状缓解后 6～12 个月内避免正畸或正颌手术。④关节镜下松解和灌洗。⑤自体骨移植物进行关节置换。虽然这些方法均有一些成功的病例报道，但都不能形成一种统一、有效且稳定的治疗方案达到关节功能和美观的全面改善，并彻底解决 CR 引起的疼痛等症状。

许多文献[1-5, 8-10]已清楚地证明了在 TMJ 关节盘移位的情况下进行正颌手术的不良后果。笔者团队的研究[1, 8, 9]显示，在 TMJ 关节盘移位的情况下，行上、下颌骨前徙术，术后下颌骨矢状向复发率为 30%，且有 84% 的患者可伴发或加重颞下颌关节疼痛、肌筋膜疼痛和头痛。最近一项基于三维锥形束计算机断层扫描（cone beam computed tomography, CBCT）的研究[11]显示，关节盘复位对上、下颌前徙术（maxillomandibular advancement, MMA）后髁突形态具有维持和保护作用。对伴发 TMJ CR 的正颌患者进行准确的诊断和治疗，将为这类患者提供高度准确且稳定的治疗结果。

患 者 评 估

笔者团队先前已详细报道了 TMJ CR 的临床表现、影像学分析、模型外科分析等评价方法[12, 13]。高角面型是 TMJ 疾病，特别是 CR 的最常见面型[14-22]，主要表现为下颌骨后缩，通常伴有气道狭窄与鼻甲肥大。

病史

病史对 TMJ 疾病的诊断和治疗非常重要，询问病史时应包含 TMJ 相关症状的首发年龄、下颌位置和咬合关系的变化及诱因、遗传因素、既往治疗史、不良习惯（如紧咬牙和磨牙症）、其他关节症状、其他疾病（如结缔组织/自身免疫或代谢疾病、胃肠道疾病、复发性尿路感染、糖尿病、心脏病、气道或睡眠呼吸问题、吸烟、酗酒或滥用药物、内分泌紊乱）等，上述因素可能影响 TMJ 疾病治疗方案的制订。

MRI 评价

MRI 是诊断 TMJ CR 最重要的诊断工

具。通常，MRI 的 T1 序列可显示关节盘位置、骨和软组织的位置结构和相互关系。T2 序列可显示 TMJ 的炎症情况。

颞下颌关节盘位置的重要性

TMJ 关节盘的位置非常重要。Goncäalves 等[8] 将逆时针旋转并前移上、下颌骨的患者分为 3 组进行评价，分别是：关节盘位置正常组、经锚固术复位关节盘组和关节盘前移位组。主要评价指标为颏下点前移量，平均随访时间为 31 个月，关节盘位置正常组的平均复发率为 5%（每前移 10 mm，术后回退 0.5 mm）。经锚固术复位关节盘组平均复发率为 1%（每前移 10 mm，术后回退 0.1 mm）。关节盘前移位组平均复发率为 28%（每前移 10 mm，术后回退 3 mm），提示发生术后 CR。本研究显示了关节盘对于维持正颌手术效果稳定的重要性，尤其是对于双颌逆时针旋转并前移的患者。

手术顺序和考虑因素

CR 患者通常伴发相关的牙颌面畸形。现有的方法可对这些患者进行准确诊断，并可以通过同期 TMJ 和正颌手术治疗。TMJ CR 最可靠的两种治疗方法包括：使用 Mitek 锚固钉进行关节盘锚固术[12, 23-27]，或定制型全关节假体置换[28-32] 同期正颌手术。治疗方案要在明确诊断、TMJ 疾病发病时间、疾病进展、其他关节或其他系统性疾病的基础上决定。许多 TMJ CR 患者可通过双颌逆时针旋转获得最佳的功能和美学效果[34-36]，这种情况下，应先进行关节盘锚固术，然后再行正颌手术。如果术者偏好分期手术，则应 I 期先行 TMJ 手术。具体的治疗方案应当在明确 CR 类型后制订。

青少年髁突吸收

原因

AICR，曾称为特发性髁突吸收[6, 7, 12, 13]，是影响青春期女性的最常见 TMJ 病症之一。AICR 也称 Cheerleader 综合征、特发性髁突吸收和进展性 CR。AICR 在女性与男性中的发病比例为 8:1，青春发育期内发病年龄多在 11～15 岁，很少发生于 11 岁之前或 15 岁之后[6, 7, 12, 13]。其他局部和全身性疾病也可引起 CR，但 AICR 是一种与其他疾病不同的特定疾病过程，可能出现咬合和肌肉骨骼不稳定，导致牙颌面畸形、TMJ 功能障碍和疼痛。

尽管 AICR 的具体原因尚不明确，但其在青春期女性中的高发病率表明可能存在激素调控机制。现已在雌性灵长类动物 TMJ[38, 39]、人类 TMJ[40] 及膝关节中鉴定出雌激素受体。雌激素介导雌性 TMJ 中的软骨和骨代谢[14, 41]，其受体的增加可放大由功能失调、创伤、正畸或正颌手术带来的反应。

笔者对这类 TMJ 疾病的发病过程假设如下：雌激素介导 TMJ 内的生化改变，引起滑膜组织增生，刺激产生破坏性的炎症因子，引发具有支持和稳定关节盘和髁突作用的韧带结构破坏，使关节盘向前移位。然后在髁突头部产生增生性滑膜组织，分泌一系列炎症因子穿透髁突表面软骨，并导致骨皮质变薄和软骨下骨的破坏。由于髁突内部骨吸收，髁突缓慢塌陷并整体缩小，而髁突表面和关节窝顶部的纤维软骨并无明显破坏，这一现象与其他关节炎中，纤维软骨和皮质骨被炎症、结缔组织或自身免疫疾病的病变过程不同。AICR 可表现为进展期和静止期交替进行，直到整个髁突头被吸收。静止期内，过度的关节负荷（如不良习惯、创伤、正畸或正颌手术）可能引起髁突再次吸收。AICR 与 CR 通常都是双侧发生，但如果一侧比另一侧吸收更快或只有单侧 TMJ 受累，则可造成面部不对称。

临床表现

AICR 的典型临床表现包括：① 主要发生在青春期（11～15 岁）的女性，女性与男性发病比为 8∶1。② 牙颌面畸形逐渐加重，但进展较慢（CR 平均每年吸收 1.5 mm[6, 7]）。③ 患者多呈高角面型和 II 类错𬌗，常伴前牙开𬌗。④ 可伴有关节症状，如关节弹响、关节疼痛、头痛、肌筋膜痛、耳痛、耳鸣和眩晕等，但也有 25% 的 AICR 患者没有明显症状。⑤ 关节功能障碍（运动障碍）。⑥ 不伴有其他关节或系统性疾病（图 5-1A～C 和图 5-2A～C）[6, 7]。AICR 通常发生于青春期，11 岁之前或 15 岁之后的 CR 通常不是 AICR，因此治疗方案有所不同。AICR 很少发生在低角面型或 III 类错𬌗的患者中。AICR 病例未发现明显的遗传相关性。

影像学表现

影像学特点包括：① 髁突大小和体积逐渐减小。② 髁突顶部出现皮质骨变薄。③ 关节间隙的增大、正常或减少。④ 下颌升支和髁突垂直高度降低。⑤ 高角面型。⑥ II 类骨面型、II 类咬合关系（图 5-3A）。

在图 5-4A，B 显示了正常人的 MRI。而 AICR 的 MRI（图 5-4C，D）显示：① 关节盘前移位且在早期就变为不可复性前移位（与可复性前移关节盘相比，不可复性前移的关节盘可加快髁突退变）。② 髁突在三维方向上逐渐变小。③ 髁突周围可出现不规则组织（通常为增生的滑膜组织），伴或不伴关节间隙的增加。④ 不合并炎症过程。

治疗选择

对于需行关节-正颌同期治疗的患者，当关节盘条件尚佳且较好保存时，以下治疗方案具有最佳治疗效果。该治疗方案包括：① 切除双板区。② 用 Mitek 锚固钉和锚固线将关节盘复位并固定在髁突上方（图 5-5 和图 5-6）。③ 通过正颌手术（通常为双颌手术），实现双颌逆时针旋转（图 5-3B）。④ 其他辅助手术[6, 7, 12, 23-27]。因为高角面型通常与口咽部气道空间减少和睡眠呼吸暂停相关，所以双颌逆时针旋转能最大限度增加口咽部气道的矢状向宽度，以消除睡眠呼吸暂停的症状（图 5-1D～F 和图 5-2D～F）。对于青少年患者，这种方法不仅会减缓 CR 发展，而且会促进髁突继续生长发育[6, 7]。如果手术在 TMJ 疾病开始的 4 年内进行，将产生更好的治疗效果。通常，移位 4 年以上的关节盘可出现明显的变形和退变，难以保存；此时只能应用全关节假体置换 TMJ 并前移下颌骨。

虽然该治疗方案已成功应用超过 20 年，但仍有一些文献对开放性关节手术的副作用和术后髁突变化进行报道[43-45]。在一项正在进行的研究中，笔者评估了两组患者术后 1 年内髁突在三维方向上的变化。第一组由接受双颌前徙手术（MMA）的正常 TMJ 青年患者组成。第二组由接受双颌前徙和关节盘复位（MMA-Drep）的 AICR 患者组成。每位患者均采用半自动方案[46]进行 CBCT 分段扫描，并使用 voxelwise 自动算法进行精确的颅骨拟合[47]。使用三种不同的方法，在三维方向上对髁突进行评估：① 使用 SPHARM-PDM package 进行表面形状匹配[48, 49]。②通过半透明覆盖层进行主观分析[8, 47, 50, 51]。③使用 ITK-Snap 软件进行髁突体积计算[10, 11]。笔者的初步研究结果显示，术后 1 年，接受双颌前徙手术（MMA）的正常 TMJ 青年患者髁突体积减小（$P < 0.01$），而接受双颌前徙和关节盘复位（MMA-Drep）的 AICR 患者髁突体积增加。各解剖区域的测量结果均证明了两组之间存在显著性差异（图 5-7）。重叠图显示了点测量方法所获得的距离变化，而矢量图则显示了位移方向。正数和负数分别代表向外和向内位移。

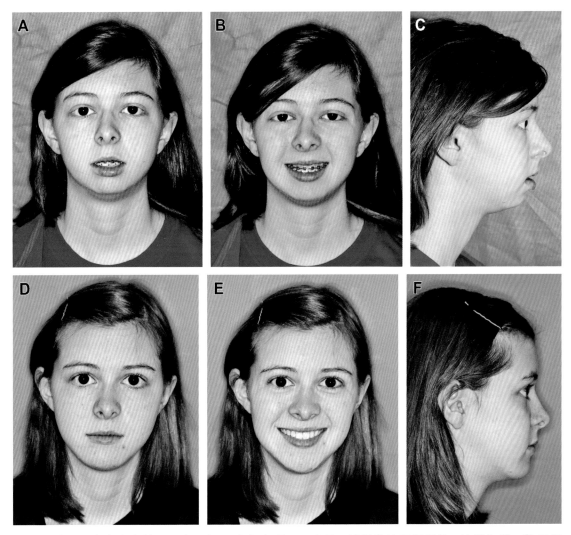

图 5-1 （A～C）患者女性，15 岁，自 12 岁起出现 TMJ 症状，伴渐进性下颌后缩。诊断包括：①双侧 TMJ AICR。②下颌矢状向发育不全。③上颌前部垂直向过度发育以及矢状向、后部垂直向和横向发育不全。④ Ⅱ 类咬合。⑤前牙开𬌗 3 mm。⑥鼻甲肥大引起鼻气道阻塞。⑦ TMJ 疼痛、肌筋膜疼痛和头痛。⑧口咽气道缩窄，矢状向仅为 3 mm（正常为 11 mm），伴有睡眠呼吸暂停症状。（D～F）患者遵循以下治疗方案：①用 Mitek 锚固钉进行双侧 TMJ 关节盘复位固定。②双侧下颌骨矢状劈开截骨术使下颌骨沿逆时针方向前移（20 mm）。③多次上颌骨切开术沿逆时针方向（切牙尖端 7 mm）旋转。④颏成形术（5 mm）。⑤双侧下鼻甲部分切除术。患者面部比例改善，颌骨和咬合关系稳定，且功能良好，疼痛消失。

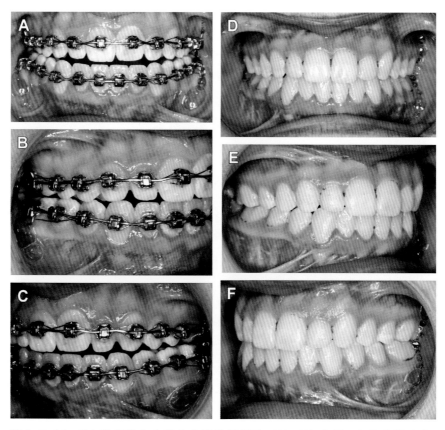

图 5-2 （A～C）治疗前为 Ⅱ 类咬合伴前牙开𬌗。（D～F）术后 2 年为 Ⅰ 类咬合，2 mm 覆盖。

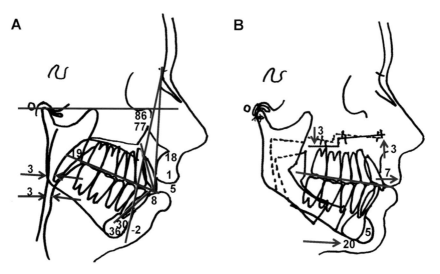

图 5-3 （A）治疗前的头影测量结果显示上、下颌骨后缩，咬合平面角过大，上颌前部垂向发育过度，但后部垂直向发育不全。箭头和数字表示口咽呼吸道的大小，单位为毫米。（B）手术治疗包括：使用 Mitek 锚固钉复位固定关节盘，双颌逆时针旋转，鼻甲切除以及颏成形术（颏前点前移 20 mm）。箭头和数字表示手术移动方向和移动量，单位为毫米。

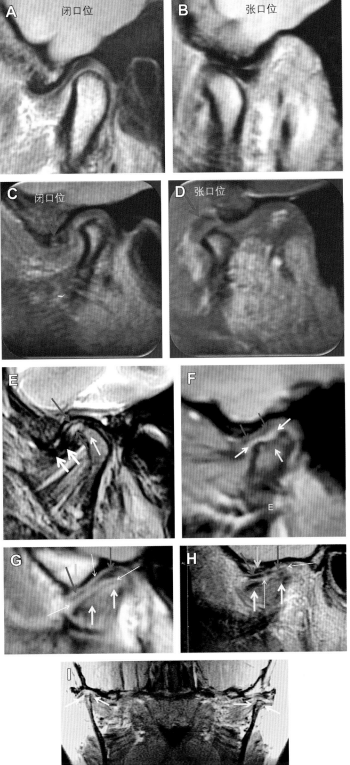

图 5-4　MRI 检查。（A，B）正常关节的 MRI 影像。（A）闭口位。（B）张口位。（C，D）AICR 伴关节盘前移位（红色箭头），在闭口位（C）和张口位（D）所示为关节盘不可复性前移位及髁突吸收。（E）反应性关节炎显示关节炎始发时髁突的改变（黄色箭头），双板区组织中度炎症（红色箭头）和关节盘前移（白色箭头）。（F）反应性（炎症性）关节炎患者，关节盘（红色箭头）和髁突（黄色箭头）之间具有明显炎症（白色箭头）。髁突失去垂直高度，出现相对较大的糜烂性病变。（G）晚期 JIA，髁突呈蘑菇状，垂直高度降低（黄色箭头），关节结节中度吸收（绿色箭头），反应性血管增生（白色箭头）围绕关节盘（红色箭头）。（H）AI/CT 疾病过程的进一步发展，主要是关节结节（绿色箭头）和髁突（黄色箭头）吸收，以及关节盘（红色箭头）及围绕盘周围的反应性血管增生（白色箭头）进行性退变。（I）冠状位成像显示髁突垂直高度和横截面宽度明显降低（黄色箭头）。

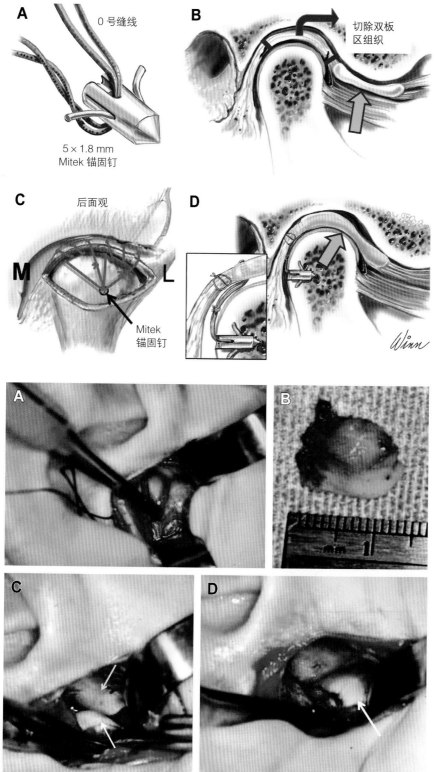

图 5-5 Mitek 锚固钉进行关节盘锚固术。(A) Mitek 锚固钉尺寸为 5×1.8 mm，带有孔眼，供 2 根缝线（0 号缝线；爱惜康公司，新泽西州萨默维尔）。(B) 切除双板区组织，以便移动关节盘（绿色箭头）。(C，D) 关节盘（绿色箭头）固定在髁突上，Mitek 锚固钉放置在髁突后侧面，距髁突顶部约 8 mm；缝线穿过关节盘的后部并固定（由 L. Wolford，DMD 提供）。

图 5-6 (A) AICR 的右侧髁突表面覆盖增生的滑膜组织。(B) 切除双板区/滑膜组织。(C) 髁突表面可见纤维软骨（白色箭头）和凹陷（绿色箭头）。(D) Mitek 锚固钉置入，关节盘恢复至正常位置。

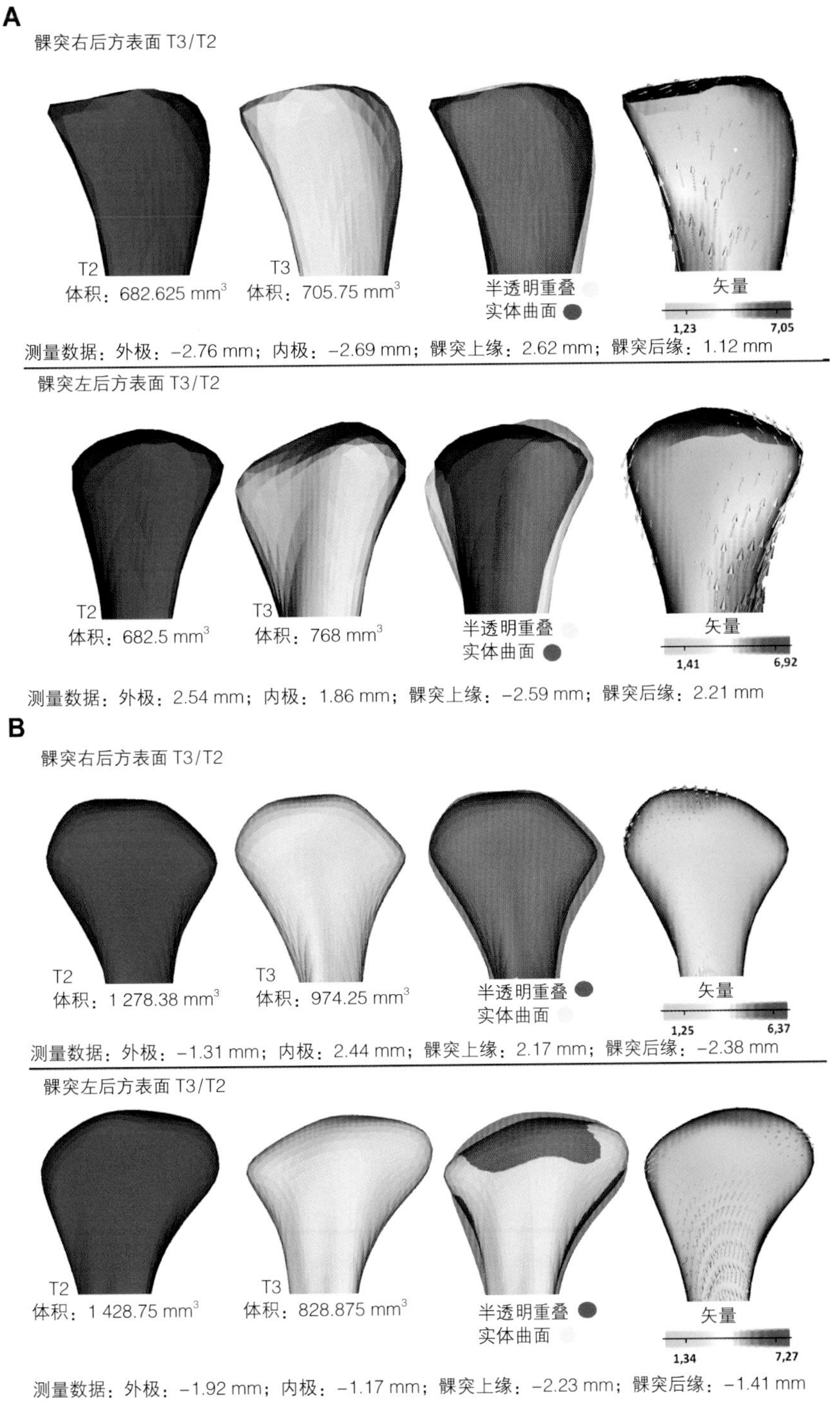

A

髁突右后方表面 T3/T2

T2
体积：682.625 mm³

T3
体积：705.75 mm³

半透明重叠 ●
实体曲面

矢量
1,23   7,05

测量数据：外极：−2.76 mm；内极：−2.69 mm；髁突上缘：2.62 mm；髁突后缘：1.12 mm

髁突左后方表面 T3/T2

T2
体积：682.5 mm³

T3
体积：768 mm³

半透明重叠 ●
实体曲面

矢量
1,41   6,92

测量数据：外极：2.54 mm；内极：1.86 mm；髁突上缘：−2.59 mm；髁突后缘：2.21 mm

B

髁突右后方表面 T3/T2

T2
体积：1 278.38 mm³

T3
体积：974.25 mm³

半透明重叠 ●
实体曲面

矢量
1,25   6,37

测量数据：外极：−1.31 mm；内极：2.44 mm；髁突上缘：2.17 mm；髁突后缘：−2.38 mm

髁突左后方表面 T3/T2

T2
体积：1 428.75 mm³

T3
体积：828.875 mm³

半透明重叠 ●
实体曲面

矢量
1,34   7,27

测量数据：外极：−1.92 mm；内极：−1.17 mm；髁突上缘：−2.23 mm；髁突后缘：−1.41 mm

图 5-7 （A）接受 MMA-Drep 的 AICR 患者的髁突。T2 代表手术后即刻的髁突形态（红色），T3 代表 1 年随访时的髁突形态（蓝色）。右侧和左侧术后髁突体积分别增加了 23.12 mm³ 和 85.5 mm³。骨重塑 / 移位的方向以不同颜色半透明的重叠图显示。特定区域的变化显示在图像下方。（B）仅接受 MMA 且未行关节盘复位（正常 TMJ）的 AICR 患者的髁突。T2 代表手术后即刻的髁突形态（红色），T3 代表 1 年随访时的髁突形态（蓝色）。手术后的右侧和左侧髁突体积分别减少了 304.13 mm³ 和 599.87 mm³。骨重塑 / 移位的方向以不同颜色半透明的重叠图显示，特定区域的变化显示在图像下方。

反应性（炎症性）关节炎

原因

反应性关节炎（也称为血清反应阴性关节炎）是一种通常与细菌或病毒相关的关节炎。研究表明这类疾病发生于 30～40 岁，也可见于任何年龄段。TMJ 反应性关节炎更常发生于 20 岁左右，常与关节盘移位同时发生，也继发于关节盘移位。

Henry 等[52, 53]发现，73% 的 TMJ 关节盘移位患者的双板区中存在细菌，包括沙眼衣原体、鹦鹉热衣原体、生殖支原体和发酵支原体[52-55]。在其他关节中发现且有可能感染 TMJ 的细菌包括伯氏疏螺旋体（莱姆病）、沙门菌、志贺菌、小肠结肠炎耶尔森菌和空肠弯曲杆菌。笔者认为还有其他多种细菌 / 病毒可能引起反应性关节炎，包括肺炎衣原体、肺炎支原体、解脲支原体、疱疹病毒、EB 病毒、巨细胞病毒和水痘带状疱疹病毒等。Kim 等[56]对 TMJ 滑膜液进行了特异性细菌分析，发现微生物的比例为：生殖支原体 86%、发酵支原体 51%、金黄色葡萄球菌 37%、伴放线杆菌 26% 和轻型链球菌 7%，但并没有检测衣原体的种类。

衣原体和支原体类似病毒，因此，抗生素很难有效将它们从关节和身体消除。抗生素可能会影响细胞外的微生物，但不会影响细胞内可能处于休眠状态的细菌。它们会促进 P 物质、细胞因子和肿瘤坏死因子等，加速关节骨和软骨的破坏[57-59]。此外，这些细菌还与 Reiter 综合征和免疫系统功能障碍有关。

笔者还关注到一种特殊的遗传因子，即人类白细胞抗原标记物在 TMJ 患者中的表达率明显高于正常人群[60]。具有此标记物的细菌可造成免疫功能障碍，因而对患者具有更大影响。

局部 TMJ 反应性关节炎的患者可能存在关节盘移位、关节疼痛、TMJ 和下颌功能障碍、头痛和耳部症状。随着疾病的进展，可能发生 CR 和（或）骨沉积，引起下颌位置和咬合关系的变化。中、重度反应性关节炎可能累及患者其他系统，如泌尿、胃肠道、生殖、呼吸、心肺、眼、神经、血管、造血、免疫系统或其他关节[61]。

临床表现

反应性关节炎常双侧发病，也可发生于单侧。部分患者无明显 CR，因此不影响面型或咬合关系。然而，合并 CR 时，可以出现以下特征：① 下颌骨渐进性后缩。② 牙颌面畸形。③ Ⅱ 类咬合关系、前牙开𬌗、后牙早接触（图 5-8A～C 和图 5-9A～C）。④ 常见的 TMJ 相关症状，包括关节弹响、破碎音、TMJ 功能障碍和疼痛、头痛、肌筋膜疼痛、耳痛、耳鸣、眩晕。⑤ 可能累及其他关节和系统。

影像学表现

引起 CR 的反应性关节炎的影像学特征包括：① 髁突的垂直向高度和体积减小。② 覆盖在髁突和关节窝表面的纤维软骨破坏，造成关节面破坏。③ 下颌后缩。④ Ⅱ 类咬合关系伴有前牙开𬌗。⑤ 下颌升支和髁突的垂直向高度降低（图 5-10A）。

MRI 通常显示：① 关节盘位置正常或前移。② T2 序列存在关节积液或其他炎症表现。③ 髁突吸收。④ 在进展期的患者中可见髁突和关节窝破坏（图 5-4E，F）。

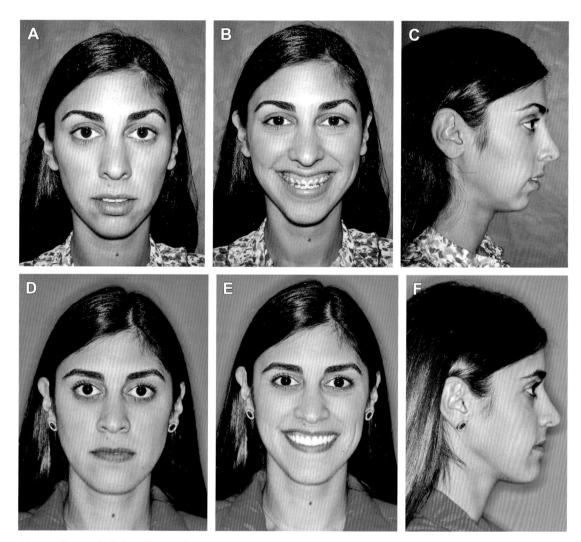

图 5-8 （A～C）患者女性，22 岁。自 18 岁起出现 TMJ 症状，临床表现为下颌后缩、TMJ 疼痛和睡眠呼吸暂停症状，无其他关节受累或其他系统性疾病。诊断为：① 双侧 TMJ 反应性关节炎和关节盘前移位。② 上、下颌骨发育不全。③ Ⅱ 类咬合。④ 前牙开𬌗。⑤ 咬合平面角过大。⑥ 鼻甲肥大所致的气道阻塞。⑦ 口咽气道减小和睡眠呼吸暂停症状。⑧ TMJ 疼痛。（D～F）患者遵循以下治疗方案，并于术后 3 年复诊：① 使用 Mitek 锚固钉行双侧 TMJ 关节盘锚固术。② 双侧下颌骨矢状劈开、下颌逆时针旋转，以恢复正常的咬合平面角度。③ 上颌分块截骨，以实现双颌逆时针旋转。④ 双侧下鼻甲的局部切除术。经过上述治疗，颏前点前移 18 mm，同时患者已无睡眠呼吸暂停症状和 TMJ 疼痛。

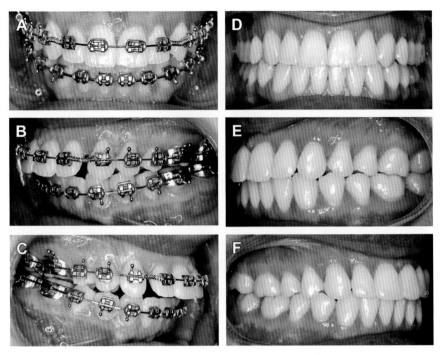

图 5-9 （A～C）手术前口内表现为前牙开𬌗、Ⅱ类咬合。（D～F）患者术后 3 年，口内显示稳定的颌骨及咬合状态。

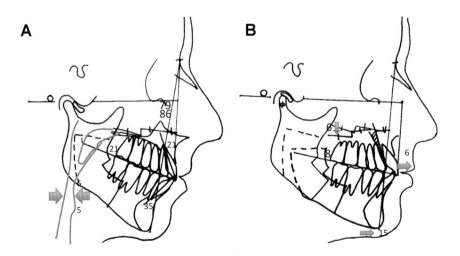

图 5-10 （A）术前头影测量分析显示上、下颌后缩，咬合平面角过大，Ⅱ类咬合关系。箭头和相关数字表示口咽呼吸道大小，单位为毫米。（B）手术方案：关节盘复位固定，双颌逆时针旋转，颏前点前移 15 mm。箭头和数字代表手术方向和移动量，单位为毫米。

治疗方案

治疗这种 TMJ 疾病和牙颌面畸形，需综合考虑：疾病时间、关节盘和髁突的破坏程度、是否还有其他关节受累或存在其他相关的系统性疾病。如果在关节盘移位发生的前 4 年内发现 TMJ 疾病，且关节破坏尚不明显，同时不合并其他关节或系统受累，则通过切除双板区组织，使用 Mitek 锚固钉进行关节盘复位固定术，可以很好地保留正常的关节解剖结构（图 5-5）[12, 23-27]。术中切除含有细菌的双板区组织可大大降低炎症因子的含量，同期也可进行正颌手术（图 5-8D～F、图 5-9D～F 和图 5-10B）。

如果髁突破坏严重且关节盘已无法保存，或合并全身多处关节炎或系统性疾病，则应该应用定制型全关节假体（图 5-11）重建 TMJ，并将下颌骨移动至最佳位置（图 5-12～图 5-14）[28-33]。假体周围进行脂肪移植可有效防止纤维组织长入和异位骨形成[62, 63]。

自身免疫和结缔组织疾病

原因

可累及 TMJ 的 AI/CT（自身免疫和结缔组织疾病）包括类风湿性关节炎、青少年特发性关节炎（JIA）、银屑病关节炎、强直性脊柱炎、干燥综合征、系统性红斑狼疮、硬皮病和混合性结缔组织疾病等。对于大多数上述疾病来说，发病原因和致病机制尚属未知，且常累及多个系统。关节损伤一般累及双侧，可由细胞因子、趋化因子和金属蛋白酶介导，导致关节结构逐渐破坏，常伴有全身症状。

临床表现

部分成年 AI/CT 成年患者（尤其是早期发现并进行药物治疗后），虽然会累及 TMJ，但不会引起显著的 CR。然而，当在青春期或成年后发病并累及 TMJ 且有髁突

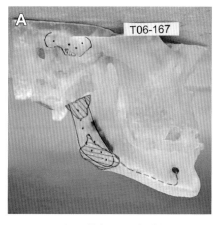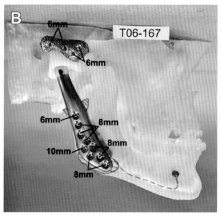

图 5-11　当关节盘和髁突破坏严重无法保存时，应选用定制型全关节假体置换。（A）在模型中，将下颌骨置于预想位置。切除髁突，并对下颌升支外侧部分进行修整，以适应假体的形状。（B）根据患者的解剖结构个性化定制的假体。数字代表假体固定所需的螺钉长度。

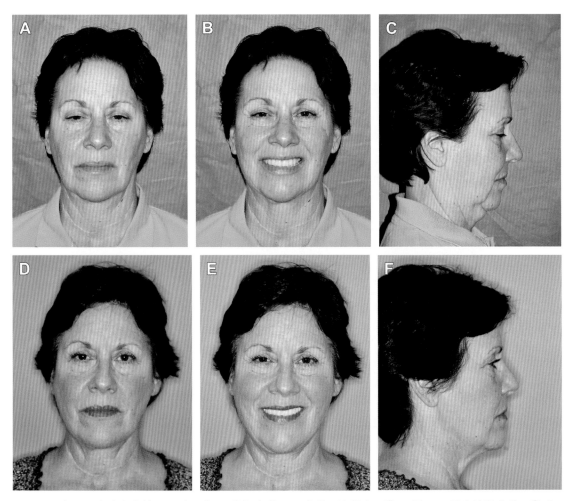

图 5-12 （A～C）患者女性，56 岁。自 39 岁起出现 TMJ 症状，诊断为：① 双侧 TMJ 反应性关节炎。② 上、下颌后缩。③ 口咽气道缩窄和睡眠呼吸暂停，需要持续性正压呼吸器（CPAP）。④ 严重的 TMJ 疼痛、头痛和肌筋膜疼痛。⑤ 终末期 TMJ 破坏。（D～F）以下为患者手术方案，并在术后 2 年进行随访：① 双侧 TMJ 置换，逆时针旋转并前移下颌（颏前点前移 17 mm）。② 双侧 TMJ 腹部脂肪移植。③ 双侧冠突切除术。④ 逆时针旋转上颌。术后疼痛及睡眠呼吸暂停症状消失。前牙咬合改善，并建立了良好的面型。

吸收时，可能存在以下特征：① 下颌骨渐进性后缩，牙颌面畸形加重。② 在处于生长发育期的患者中，继发上颌骨畸形，且后部垂直高度不佳。③ Ⅱ 类咬合关系，伴或不伴有前牙开𬌗。④ TMJ 症状，包括关节弹响、破碎音、TMJ 功能障碍和疼痛、头痛、肌筋膜疼痛、耳痛、耳鸣、眩晕等。⑤ 通常累及其他关节和系统（图 5-15A～C 和图 5-16A～C）。

影像学表现

影像学特征可能包括：① 髁突垂直向高度和体积减小，残余髁突前后径可能增大，但内外径明显缩窄。② 进展期出现关节结节吸收。③ 残余髁突可在剩余的关节结节下继续行使功能。④ 下颌升支和髁突的垂直高度降低。⑤ Ⅱ 类骨面型和咬合关系、高角面型、伴或不伴有前牙开𬌗。⑥ 口咽气道缩窄（图 5-17A）。

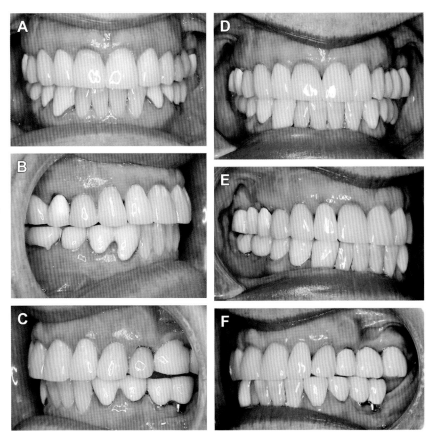

图 5-13 （A～C）患者进行了咬合重建以恢复 TMJ 疾病所致的错𬌗畸形。基本上建立了Ⅰ类咬合关系。（D～F）手术后 2 年，患者具有稳定的咬合关系。

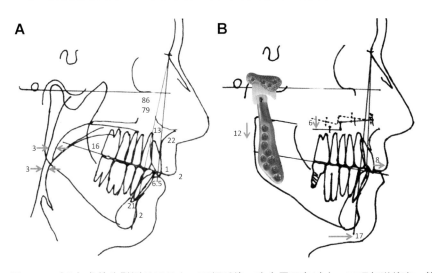

图 5-14 （A）术前头影测量显示上、下颌后缩，咬合平面角过大，口咽气道缩窄。箭头和相关数字表示口咽呼吸道大小，单位为毫米。（B）手术设计显示通过双颌逆时针旋转并前移下颌骨，使用定制型全关节假体重建 TMJ，颏前点前移 17 mm。箭头和数字表示手术改变的方向和距离，单位为毫米。

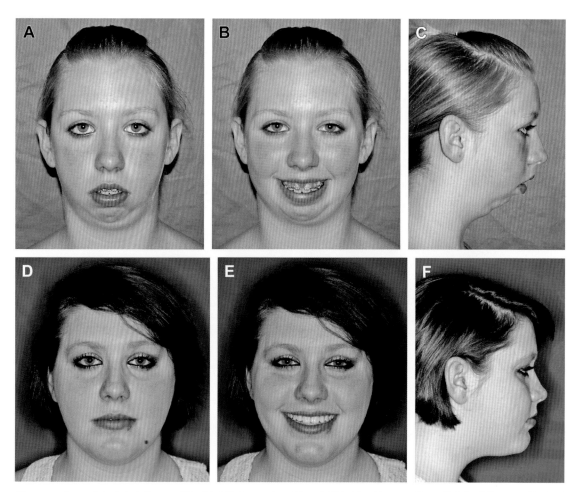

图 5-15 （A～C）患者女性，16 岁。渐进性上、下颌后缩。诊断包括：① JIA。② 显著的渐进性 CR。③ 渐进性上颌后缩。④ Ⅱ类咬合关系。⑤ 前牙开𬌗。⑥ 口咽气道缩窄，有睡眠呼吸暂停症状。⑦ 鼻甲及腺样体肥大，伴有鼻气道阻塞。⑧ TMJ 疼痛和头痛。（D～F）患者按以下方案治疗，并在术后 2 年复诊：① 使用定制型全关节假体（TMJ Concepts System）进行双侧 TMJ 重建，逆时针旋转并前移下颌。② 双侧 TMJ 假体行腹部脂肪移植。③ 双侧冠突切除术。④ 上颌骨分块截骨使上颌骨后部下移并直立切牙。⑤ 双侧下鼻甲部分切除术，腺样体切除术。⑥ 用异体植入物使颏部丰满。

MRI 可显示：① 虽然关节盘位置正常，但常伴有周围血管增生，可见髁突和关节结节吸收甚至关节盘破坏。② 髁突前后径增大，内外径减小。③ 可能存在炎性反应（图 5-4G～I）。

治疗

对于累及 TMJ 的 AI/CT 最佳治疗方法包括：① 下颌骨逆时针旋转前移同期全关节假体置换[27-33，64]。② 如果下颌升支明显前移或随假体垂直向伸长，则行双侧冠突切除术。③ 将腹部或臀部的自体脂肪移植到关节假体周围[62，63]。④ 上颌骨手术。⑤ 其他辅助手术（如颏成形术、鼻整形术、鼻窦成形术、鼻中隔成形术等）（图 5-15D～F、图 5-16D～F 和图 5-17B）。这些疾病可引起假体周围的反应性或异位骨形成。因此，有必要将自体脂肪移植到关节假体周围，以

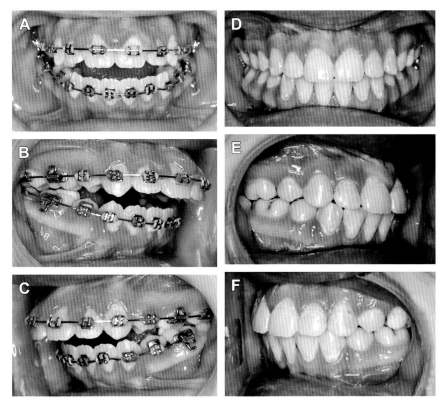

图 5-16 （A～C）术前咬合呈前牙开𬌗，Ⅱ类咬合关系。（D～F）术后 2 年，咬合关系稳定为正常Ⅰ类关系。

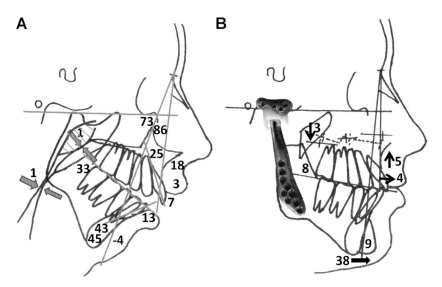

图 5-17 （A）术前头影测量分析显示上、下颌后缩，咬合平面角过大，腺样体肥大和口咽气道缩窄。箭头和相关数字表示口咽呼吸道大小，单位为毫米。（B）手术的目标是：双颌逆时针旋转并前移，颏前点前移 38 mm，包括异体颏部植入物。箭头和数字表示手术改变的方向和距离，单位为毫米。

最大限度地减少纤维组织形成[62, 63]。可在同期或分期完成正颌手术与 TMJ 重建，但 TMJ 手术应作为治疗的关键。

对于 AI/CT，也可应用自体组织移植（如颞肌筋膜瓣、肋骨-肋软骨、胸锁关节）和垂直截骨术重建 TMJ。然而，关节病变组织与自体组织移植物可产生免疫排斥反应，这增加了移植失败的风险[65]。在关节假体周围行脂肪填充可在一定程度上缓解 TMJ 病变，同时改善关节的结构与功能、减少疼痛并增加其稳定性。

对于 8~10 岁或 10 岁以上的生长期患者，全关节假体仍是治疗 TMJ 疾病的最佳选择。然而，由于受累的下颌骨缺乏生长潜力，因此可能需要进行后续的正颌手术，可在患者面部发育基本完成后进行。下颌手术常使用下颌升支矢状劈开截骨术（优先使用口外入路，以免污染假体），使颌骨移动到最佳位置，或更换下颌假体，以实现下颌前移，同时与上颌手术、颏成形术等相配合。对于 ≥ 14 岁女性或 ≥ 16 岁男性患者，可取得较好的治疗效果。然而，由于生长发育尚未停止，这些年轻患者将出现进一步的面型变化[66, 67]。

本文[28-31, 33, 64, 65, 68]报道了对结缔组织 / 自身免疫性疾病的治疗，应用定制型全关节假体重建 TMJ，并前移下颌骨，配合自体脂肪移植，同期上颌手术，可获得良好的治疗效果。笔者对 115 例接受脂肪移植的假体置换患者进行了疗效评估，平均随访时间 31 个月，结果表明，脂肪移植可有效改善 TMJ 功能并且减轻患者疼痛[62, 63]，临床和影像学检查提示假体周围无异位骨形成。

其他晚期颞下颌关节疾病

其他可引起 CR 的因素包括：① 肿瘤。② 多次手术。③ 自体移植或异体移植失败。④ 创伤。⑤ 缺血性坏死。⑥ 代谢性疾病。⑦ ICR。以上部分患者可出现强烈的关节疼痛、TMJ 功能障碍和牙颌面畸形等。具有上述 TMJ 疾病的患者，无论严重程度如何，均可通过同期 TMJ 重建和正颌手术，改善功能和美观，并缓解症状。

笔者也应用全关节假体和正颌手术治疗其他 TMJ 疾病，对反复失败、肿瘤或自体骨移植失败的患者，均表现出良好的效果。然而，对于反复手术的患者，随着手术次数的增加，其治疗效果逐渐下降。对于第一次或第二次接受 TMJ 手术的患者，全关节假体对于改善下颌功能、稳定关节和缓解症状的效果更加明显。

讨　论

在过去的 30 年中，我们在 TMJ 的诊断和治疗领域都取得了重大进展，在有效处理 TMJ 疾病、缓解症状的同时，也可改善并矫正牙颌面畸形。已有的研究证实，在正确的诊断、治疗方案，以及精湛的外科技术的保证下，同期 TMJ 和正颌手术可达到精确且稳定的治疗效果，当然也可分期手术，但应首先完成 TMJ 手术。

参考文献

[1] Fuselier C, Wolford LM, Pitta M, et al. Condylar changes after orthognathic surgery with untreated TMJ internal derangement. J Oral Maxillofac Surg 1998; 56(Suppl 1): 61.

[2] Kerstens HC, Tuinzing DB, Golding RP, et al. Condylar

atrophy and osteoarthrosis after bimaxillary surgery. Oral Surg Oral Med Oral Pathol 1990; 69: 274–80.

[3] De Clercq CA, Neyt LF, Mommaerts MY, et al. Condylar resorption in orthognathic surgery: a retrospective study. Int J Adult Orthodon Orthognath Surg 1994; 9: 233–40.

[4] Crawford JG, Stoelinga PJ, Blijdorp PA, et al. Stability after reoperation for progressive condylar resorption after orthognathic surgery: report of seven cases. J Oral Maxillofac Surg 1994; 52: 460–6.

[5] Arnett GW, Tamborello JA. Progressive class II development: female idiopathic condylar resorption. Oral Maxillofac Surg Clin North Am 1990; 2: 699–716.

[6] Wolford LM. Idiopathic condylar resorption of the temporomandibular joint in teenage girls (cheerleaders syndrome). Proc (Bayl Univ Med Cent) 2001; 14(3): 246–52.

[7] Wolford LM, Cardenas L. Idiopathic condylar resorption: diagnosis, treatment protocol, and outcomes. Am J Orthod Dentofacial Orthop 1999; 116(6): 667–77.

[8] Gonçalves JR, Cassano DS, Wolford LM, et al. Postsurgical stability of counterclockwise maxillomandibular advancement surgery: affect of articular disc repositioning. J Oral Maxillofac Surg 2008; 66(4): 724–38.

[9] Wolford LM, Reiche-Fischel O, Mehra P. Changes in temporomandibular joint dysfunction after orthognathic surgery. J Oral Maxillofac Surg 2003; 61(6): 655–60 [discussion: 661].

[10] Moore KG, Gooris PJ, Stoelinga PJ. The contributing role of condylar resorption in orthognathic surgery: a retrospective study. J Oral Maxillofac Surg 1991; 49: 448–60.

[11] Goncalves JR, Wolford LM, Cassano DS, et al. Temporomandibular joint condylar changes following maxillomandibular advancement and articular disc repositioning. J Oral Maxillofac Surg 2013; 71(10): 1759. e1–15.

[12] Wolford LM, Dhameja A. Planning for Combined TMJ Arthroplasty and Orthognathic Surgery. Atlas Oral Maxillofac Surg Clin North Am 2011; 19: 243–70.

[13] Wolford L, Fields RJ. Diagnosis and treatment planning for orthognathic surgery. In: Betts N, Turvey T, editors. Oral andmaxillofacial surgery. Philadelphia: WB Saunders Company; 2000. p.24–55.

[14] Kwon HB, Kim H, Jung WS, et al. Gender differences in dentofacial characteristics of adult patients with temporomandibular disc displacement. J Oral Maxillofac Surg 2013; 71(7): 1178–86.

[15] Bertram S, Moriggl A, Neunteufel N, et al. Lateral cephalometric analysis of mandibular morphology: discrimination among subjects with and without temporomandibular joint disk displacement and osteoarthrosis. J Oral Rehabil 2012; 39(2): 93–9.

[16] Emshoff R, Moriggl A, Rudisch A, et al. Cephalometric variables discriminate among magnetic resonance imaging-based structural characteristic groups of the temporomandibular joint. Oral Surg Oral Med Oral Pathol Oral Radiol Endod 2011; 112(1): 118–25.

[17] Emshoff R, Moriggl A, Rudisch A, et al. Are temporomandibular joint disk displacements without reduction and osteoarthrosis important determinants of mandibular backward positioning and clockwise rotation? Oral Surg Oral Med Oral Pathol Oral Radiol Endod 2011; 111(4): 435–41.

[18] Flores-Mir C, Nebbe B, Heo G, et al. Longitudinal study of temporomandibular joint disc status and craniofacial growth. Am J Orthod Dentofacial Orthop 2006; 130(3): 324–30.

[19] Hwang CJ, Sung SJ, Kim SJ. Lateral cephalometric characteristics of malocclusion patients with temporomandibular joint disorder symptoms. Am J Orthod Dentofacial Orthop 2006; 129(4): 497–503.

[20] Lee DG, Kim TW, Kang SC, et al. Estrogen receptor gene polymorphism and craniofacial morphology in female TMJ osteoarthritis patients. Int J Oral Maxillofac Surg 2006; 35(2): 165–9.

[21] Nebbe B, Major PW, Prasad NG. Female adolescent facial pattern associated with TMJ disk displacement and reduction in disk length: part I. Am J Orthod Dentofacial Orthop 1999; 116(2): 168–76.

[22] Saccucci M, Polimeni A, Festa F, et al. Do skeletal cephalometric characteristics correlate with condylar volume, surface and shape? A 3D analysis. Head Face Med 2012; 8: 15.

[23] Wolford LM, Cottrell DA, Karras SC. Mitek mini anchor in maxillofacial surgery. In: SMST–94 First International Conference on shape memory and superelastic technologies. Monterey (CA): MIAS; 1995. p.477–82.

[24] Mehra P, Wolford LM. The Mitek mini anchor for TMJ disc repositioning: surgical technique and results. Int J Oral Maxillofac Surg 2001; 30(6): 497–503.

[25] Wolford LM, Karras S, Mehra P. Concomitant temporomandibular joint and orthognathic surgery: a preliminary report. J Oral Maxillofac Surg 2002; 60: 356–62.

[26] Wolford LM. Concomitant temporomandibular joint and orthognathic surgery. J Oral Maxillofac Surg 2003; 61(10): 1198–204.

[27] Wolford LM, Cassano DS, Gonçalves JR. Common TMJ disorders: orthodontic and surgical management. In: McNamara JA, Kapila SD, editors. Temporomandibular disorders and orofacial pain: separating Controversy from Consensus. Ann Arbor (MI): University of Michigan; 2009. p.159–98.

[28] Wolford LM, Cottrell DA, Henry CH. Temporomandibular joint reconstruction of the complex patient with the Techmedica custom-made total joint prosthesis. J Oral

Maxillofac Surg 1994; 52: 2−10 [discussion: 11].

[29] Mercuri LG, Wolford LM, Sanders B, et al. Long-term follow-up of the CAD/CAM patient fitted total temporomandibular joint reconstruction system. J Oral Maxillofac Surg 2002; 60: 1440−8.

[30] Wolford LM, Pitta MC, Reiche-Fischel O, et al. TMJ Concepts/ Techmedica custom-made TMJ total joint prosthesis: 5-year follow-up study. Int J Oral Maxillofac Surg 2003; 32: 268−74.

[31] Dela Coleta KE, Wolford LM, Gonçalves JR, et al. Maxillo-mandibular counter-clockwise rotation and mandibular advancement with TMJ Concepts total joint prostheses: part I−skeletal and dental stability. Int J Oral Maxillofac Surg 2009; 38(2): 126−38.

[32] Pinto LP, Wolford LM, Buschang PH, et al. Maxillomandibular counter-clockwise rotation and mandibular advancement with TMJ Concepts total joint prostheses: part III−pain and dysfunction outcomes. Int J Oral Maxillofac Surg 2009; 38(4): 326−31.

[33] Allen W, Movahed R, Wolford LM. Twenty Year Follow-up of Patient Fitted Total Joint Prostheses for Reconstruction of the Temporomandibular Joint. Abstract presented at Association of Oral and Maxillofacial Surgeons 93rd Annual Meeting, San Diego, CA, September 12−16, 2012.

[34] Wolford LM, Chemello PD, Hilliard F. Occlusal plane alteration in orthognathic surgery-part I: effects on function and esthetics. Am J Orthod Dentofacial Orthop 1994; 106: 304−16.

[35] Chemello PD, Wolford LM, Buschang PH. Occlusal plane alteration in orthognathic surgery-part II: long-term stability of results. Am J Orthod Dentofacial Orthop 1994; 106: 434−40.

[36] Wolford LM, Chemello PD, Hilliard FW. Occlusal plane alteration in orthognathic surgery. J Oral Maxillofac Surg 1993; 51: 730−40 [discussion: 740−1].

[37] Cottrell DA, Wolford LM. Altered orthognathic surgical sequencing and a modified approach to model surgery. J Oral Maxillofac Surg 1994; 52: 1010−20 [discussion: 1020−1].

[38] Aufdemorte TB, Van Sickels JE, Dolwick MF, et al. Estrogen receptors in the temporomandibular joint of the baboon (Papio cynocephalus): an autoradiographic study. Oral Surg Oral Med Oral Pathol 1986; 61(4): 307−14.

[39] Milam SB, Aufdemorte TB, Sheridan PJ, et al. Sexual dimorphism in the distribution of estrogen receptors in the temporomandibular joint complex of the baboon. Oral Surg Oral Med Oral Pathol 1987; 64(5): 527−32.

[40] Abubaker AO, Raslan WF, Sotereanos GC. Estrogen and progesterone receptors in temporomandibular joint discs of symptomatic and asymptomatic persons: a preliminary study. J Oral Maxillofac Surg 1993; 51(10): 1096−100.

[41] Tsai CL, Liu TK, Chen TJ. Estrogen and osteoarthritis: a study of synovial estradiol and estradiol receptor binding in human osteoarthritic knees. Biochem Biophys Res Commun 1992; 183(3): 1287−91.

[42] Koelling S, Miosge N. Sex differences of chondrogenic progenitor cells in late stages of osteoarthritis. Arthritis Rheum 2010; 62(4): 1077−87.

[43] Tzanidakis K, Sidebottom AJ. Outcomes of open temporomandibular joint surgery following failure to improve after arthroscopy: is there an algorithm for success? Br J Oral Maxillofac Surg 2013; 51(8): 818−21.

[44] Sidebottom AJ. Current thinking in temporomandibular joint management. Br J Oral Maxillofac Surg 2009; 47(2): 91−4. A.

[45] Arnett GW, Gunson MJ. Risk factors in the initiation of condylar resorption. Semin Orthod 2013; 19(2): 81−8.

[46] Yushkevich PA, Piven J, Hazlett HC, et al. Userguided 3D active contour segmentation of anatomical structures: significantly improved efficiency and reliability. Neuroimage 2006; 31(3): 1116−28.

[47] Cevidanes LH, Bailey LJ, Tucker GR, et al. Superimposition of 3D cone-beam CT models of orthognathic surgery patients. Dentomaxillofac Radiol 2005; 34(6): 369−75.

[48] Cevidanes LH, Hajati AK, Paniagua B, et al. Quantification of condylar resorption in TMJ osteoarthritis. Oral Surg Oral Med Oral Pathol Oral Radiol Endod 2010; 110(1): 110−7.

[49] Paniagua B, Cevidanes L, Zhu H, et al. Outcome quantification using SPHARM−PDM toolbox in orthognathic surgery. Int J Comput Assist Radiol Surg 2011; 6(5): 617−26.

[50] Cevidanes LHS, Bailey LJ, Tucker SF, et al. Three-dimensional cone-beam computed tomography for assessment of mandibular changes after orthognathic surgery. Am J Orthodont Dent Ortho 2007; 131(1): 44−50.

[51] Cevidanes LH, Styner MA, Proffit WR. Image analysis and superimposition of 3-dimensional conebeam computed tomography models. Am J Orthod Dentofacial Orthop 2006; 129(5): 611−8.

[52] Henry CH, Hudson AP, Gérard HC, et al. Identification of Chlamydia trachomatis in the human temporomandibular joint. J Oral Maxillofac Surg 1999; 57(6): 683−8 [discussion: 689].

[53] Henry CH, Hughes CV, Gérard HC, et al. Reactive arthritis: preliminary microbiologic analysis of the human temporomandibular joint. J Oral Maxillofac Surg 2000; 58(10): 1137−42 [discussion: 1143−4].

[54] Hudson AP, Henry C, Wolford LM, et al. Chlamydia psittaci infection may influence development of temporomandibular joint dysfunction. J Arthritis Rheumatism 2000; 43: S174.

[55] Henry CH, Pitta MC, Wolford LM. Frequency of chlamydial antibodies in patients with internal derangement of the temporomandibular joint. Oral Surg Oral Med Oral Pathol Oral Radiol Endod 2001; 91(3): 287−92.

[56] Kim S, Park Y, Hong S, et al. The presence of bacteria in the

synovial fluid of the temporomandibular joint and clinical significance: preliminary study. J Oral Maxillofac Surg 2003; 61: 1156-61.

[57] Gérard HC, Carter JD, Hudson AP. Chlamydia trachomatis is present and metabolically active during the remitting phase in synovial tissues from patients with chronic Chlamydia-induced reactive arthritis. Am J Med Sci 2013; 346(1): 22-5.

[58] Paegle DI, Holmlund AB, öStlund MR, et al. The occurrence of antibodies against Chlamydia species in patients with monoarthritis and chronic closed lock of the temporomandibular joint. J Oral Maxillofac Surg 2004; 62(4): 435-9.

[59] Henry CH, Wolford LM. Substance P and mast cells: preliminary histologic analysis of the human temporomandibular joint. Oral Surg Oral Med Oral Pathol Oral Radiol Endod 2001; 92(4): 384-9.

[60] Henry CH, Nikaein A, Wolford LM. Analysis of human leukocyte antigens in patients with internal derangement of the temporomandibular joint. J Oral Maxillofac Surg 2002; 60(7): 778-83.

[61] Wolford LM, Henry CH, Goncalves JR. TMJ and systemic affects associated with Chlamydia psittaci. J Oral Maxillofac Surg 2004; 62(Suppl 1): 50-1.

[62] Wolford LM, Karras SC. Autologous fat transplantation around temporomandibular joint total joint prostheses: preliminary treatment outcomes. J Oral Maxillofac Surg

1997; 55(3): 245-51 [discussion: 251-2].

[63] Wolford LM, Morales-Ryan CA, Morales PG, et al. Autologous fat grafts placed around temporomandibular joint total joint prostheses to prevent heterotopic bone formation. Proc (Bayl Univ Med Cent) 2008; 21(3): 248-54.

[64] Mehra P, Wolford LM, Baran S, et al. Single-stage comprehensive surgical treatment of the rheumatoid arthritis temporomandibular joint patient. J Oral Maxillofac Surg 2009; 67(9): 1859-72.

[65] Freitas R, Wolford LM, Baran S, et al. Autogenous versus alloplastic TMJ reconstruction in rheumatoidinduced TMJ disease. J Oral Maxillofac Surg 2002; 58(Suppl 1): 43.

[66] Wolford LM, Rodrigues DB. Temporomandibular joint (TMJ) pathologies in growing patients: effects on facial growth and development. In: Preedy VR, editor. Handbook of growth and growth monitoring in health and disease. New York: Springer; 2012. p.1809-28.

[67] Wolford LM, Rodrigues D. Orthognathic considerations in the young patient and effects on facial growth. In: Preedy VR, editor. Handbook of growth and growth monitoring in health and disease. New York: Springer; 2012. p.1789-808.

[68] Coleta KE, Wolford LM, Gonçalves JR, et al. Maxillomandibular counter-clockwise rotation and mandibular advancement with TMJ Concepts total joint prostheses: part II-airway changes and stability. Int J Oral Maxillofac Surg 2009; 38(3): 228-35.

颞下颌关节微创外科的现状与前景
The Current Role and the Future of Minimally Invasive Temporomandibular Joint Surgery

Raúl González-García, MD, PhD, FEBOMFS

张善勇，谢昕儒 译

关键词

- 颞下颌关节微创外科
- 颞下颌关节镜
- 颞下颌关节穿刺术

要点

- 颞下颌关节微创外科是治疗大部分颞下颌关节内错乱的一种可靠方法，其并发症的发生率相对较低。
- 对于病程短于 3 个月的急性或亚急性 TMJ 绞锁患者（常伴关节盘不可复性盘前移位），优先选用关节穿刺术治疗；对于病程＞ 3 个月的慢性 TMJ 绞锁患者，则优先选用关节镜治疗。
- 关节镜的主要适应证包括：颞下颌关节内错乱（Wilkes Ⅱ、Ⅲ 和 Ⅳ 期）、退行性关节病、滑膜炎、关节疼痛、关节盘异常导致的复发性脱位以及关节内粘连导致的关节功能障碍。
- 虽然 MITMJS 的并发症发生率较低（＜ 1.5%），但外科医生仍需防范术中或术后的潜在并发症。
- MITMJS 的未来发展方向是：将关节镜与导航技术相结合，以治疗 TMJ 疾病（包括 ID、关节强直、髁突增生和关节肿瘤等）。

引 言

过去的研究已证实[1]，部分颞下颌关节（TMJ）疾病，如关节强直、关节肿瘤及发育异常等，具有明确的手术指征，而绝大多数颞下颌关节紊乱病（temporomandibular joint disorders, TMD）的手术指征存在争议，传统的非手术治疗常是治疗首选。

颞下颌关节微创手术（minimally invasive temporomandibular joint surgery, MITMJS）

仅适用于上述 TMD 患者，而强直、肿瘤及发育异常等常需进行开放性手术。

表面上，MITMJS 的应用范围有限，但由于内错乱（internal derangement, ID）及骨关节病在 TMD 中的占比最高，且该方法可最大限度降低手术带来的创伤，因此是治疗 TMJ 疾病的有效手段之一。不仅如此，对于部分患者，应早期进行 MITMJS 干预，必要时可应用于保守治疗之前，以防止疾病进展到关节盘无法保存的地步。

本文聚焦于当前 MITMJS 的适应证、手术方法、预后及并发症等，同时也将对其未来的发展方向进行讨论。

历 史 回 顾

1975 年，Onishi[2] 率先提出将关节镜应用于 TMJ 疾病诊断，1982 年 Murakami 及 Hoshino[3] 系统性地研究了 TMJ 关节镜下的相关解剖；1983 年，McCain[4] 对 67 侧尸体关节标本进行研究，推动了 TMJ 关节镜手术的发展；Holmlund 及 Hellsing[5]，对 54 侧尸体关节标本进行研究，阐述了关节镜下的关键解剖结构并使该技术标准化，大大降低了手术风险。此后多项研究进一步证实了关节镜在 TMJ 疾病治疗中的优势。1986 年，Sanders[6] 提出了应用关节镜治疗急性绞锁（acute closed lock, ACL）及慢性绞锁（chronic closed lock, CCL）的优势，同时提出了"松解（lysis）"的概念，即用钝性的套管针扩张关节，消除关节盘对关节窝的吸盘作用，松解或破坏粘连。同年，Murakami 及 Ono[7] 报道了使用关节镜去除关节内粘连；1989 年，Israel[8]、Tarro[9]、Ohnishi[10] 相继提出关节镜下复位并缝合固定关节盘以治疗关节盘前移位或复发性

关节脱位。随后，McCain[11]、Tarro[12]、Goizueta-Adame[13] 及 Munoz-Guerra 和 Yang 等[14] 分别于 1992 年、1994 年及 2012 年对关节镜下改良缝合技术进行报道。

鉴于关节镜下松解及灌洗术（arthroscopic lysis and lavage, ALL）已是一项成熟的 TMJ ID 治疗手段，Murakami 等[15] 于 1987 年提出使用关节穿刺术对关节上腔进行加压，随后通过手法复位关节盘。1991 年，Nitzan 等[16] 进一步提出了一种灌洗术的改良方法，于关节上腔插入双针进行灌洗，而非在开放性手术下进行。

颞下颌关节微创手术的适应证

关节穿刺术

大部分关节穿刺术治疗 TMJ ID 的报道，均显示其可有效治疗急性 TMJ 绞锁，另外对于原因不明的 TMJ 功能障碍和疼痛也有较好疗效。其适应证如下[17-20]：

（1）急性 TMJ 绞锁：不可复性盘前移位（病程少于 1 个月），手法复位或保守治疗无效。

（2）亚急性绞锁（Subacute closed lock, SCAL）：不可复性盘前移位（病程介于 1~3 个月），保守治疗无效。

（3）核磁共振（nuclear magnetic resonance, NMR）诊断为"吸盘效应"。

（4）TMJ 创伤引起的慢性疼痛及因急性损伤导致的关节囊炎。

（5）保守治疗无效，且伴有疼痛的退行性关节病（骨关节炎）。

（6）炎症性关节病：类风湿性关节炎；青少年特发性关节炎；硬皮病；代谢性关节病（如高尿酸血症）、软骨钙质沉着病，可作为上述疾病伴有严重关节疼痛时的临

时治疗。

（7）患者拒绝行关节镜或者无法耐受全身麻醉。

禁忌证如下：

（1）精神疾病。

（2）纤维性或骨性强直。

（3）关节手术史。

（4）关节感染性疾病。

（5）关节肿瘤。

关节镜手术

美国口腔颌面外科医师协会（AAOMS）制定了以下5条TMJ关节镜的主要适应证[17-20]：

（1）TMJ内错乱（Wilkes Ⅱ、Ⅲ、Ⅳ级）。

（2）退行性关节疾病。

（3）滑膜炎。

（4）张口疼痛，或者因为关节盘异常引起的反复脱位。

（5）关节腔内粘连导致的张口受限。

其他相对适应证如下：

（1）炎症性的关节疾病（反应性关节炎）。

（2）继发于正颌手术的关节症状。

（3）关节内植入物的囊内清扫松解术。

TMJ关节镜手术的主要禁忌证：

（1）皮肤、耳部及关节感染。

（2）有转移风险的肿瘤。

（3）严重的纤维性或骨性强直。

MITMJS可有效治疗与TMJ ID或关节绞锁明确相关的TMD（如不可复性盘前移位）。研究显示，关节穿刺术及关节镜手术对TMJ ACL或SACL（病程少于3个月）均有良好的治疗效果，然而，CCL（病程大于3个月）需关节镜手术才能达到较好治疗效果。相比于关节镜（尤其是治疗性关节镜），关节穿刺术的创伤更小，因此是急性/

亚急性关节绞锁的最佳治疗方案。对于慢性关节绞锁的患者，需进行治疗性关节镜以纠正长期移位的关节盘和周围受损的软组织（例如盘后组织）。然而，也有部分学者[21]报道了仅用关节穿刺也可治疗CCL。笔者认为，在有条件的情况下，应尽量使用关节镜治疗TMJ CCL患者。笔者团队的研究结果亦表明，关节镜是治疗TMJ CCL的一种有效技术，在并发症最少的情况下，可显著缓解疼痛，术后第一个月开口度明显增加，且疗效稳定，至少持续2年[22]。

颞下颌关节内错乱的分类

Wilkes[23]分类是目前最常用的TMJ ID分类方法，Bronstein和Merrill[24]根据关节镜检查结果对其进行了补充。此外，另一些学者（如Molinari等[25]）根据评估关节盘前移位的情况（关节移位程度、NMR下的关节盘形态变化、开闭口过程中关节盘位置）将上述分类简化为4个临床阶段。然而，最常使用的仍是Wilkes[23]分类法和Bronstein以及Merrill[24]分类法。

颞下颌关节的镜下解剖学

TMJ是颞骨和髁突之间的滑膜关节，包括了上、下腔隙，关节盘位于其间[17]。关节上腔（superior joint space, SJS）向上止于关节结节与关节窝组成的关节面[17]。

• 在SJS中，存在7个解剖区域（图6-1）：

（1）内侧滑膜皱襞。

（2）翼外肌上头的投影。

（3）上后隐窝。

　　a.第一区：斜隆突。

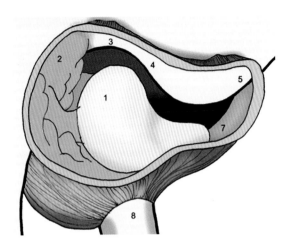

图 6-1 镜下关节结构。1，关节盘；2，上后隐窝的滑膜衬里；3，关节窝；4，关节结节后斜面；5，关节结节；6，上前隐窝的前内侧角；7，上前隐窝的前外侧角；8，髁突（引自 Gonza lez-Garcia R, Gil-Diez Usandizaga JL, Rodriguez-Campo FJ. Arthroscopic anatomy and lysis and lavage of the temporomandibular joint. Atlas Oral Maxillofac Surg Clin North Am 2011;19: 132）。

    b. 第二区：盘后区的滑膜组织。

    c. 第三区：外侧囊、沟。

（4）关节结节后斜面与关节窝。

（5）关节盘。

（6）中间腔。

（7）上前隐窝。

    a. 关节盘滑膜皱襞。

    b. 中部。

    c. 前内侧角。

    d. 前外侧角。

- 四个经典的解剖标志点如下：

（1）关节囊内侧滑膜皱襞。

（2）上后隐窝斜面隆突。

（3）具有明显前后缘的关节结节后斜面。

（4）盘前滑膜皱襞：滑膜前部与关节盘前带的结合点。

    关节镜检查到的第一个区域是内侧滑膜皱襞（图6-2），其具有灰白色半透明衬

里，外观紧致，上下缘明显。第二个区域是翼外肌上头的投影（图6-3），镜下呈紫色，位于内侧滑膜皱襞的前缘。第三个区域是上后隐窝（图6-4），在此区域中，滑膜覆盖关节盘的后部，镜下可反光至其上方的关节窝，张口时，由滑膜覆盖的盘后组织出现嵴或褶皱，即斜隆突。关节上腔的第四个

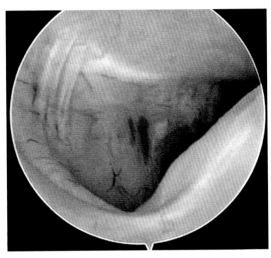

图 6-2 关节镜下右侧 TMJ 的内侧滑膜皱襞。注意内侧滑膜悬垂的斜向下突起和局部充血区域，同时可见后带在右侧及关节窝在图像的上方。

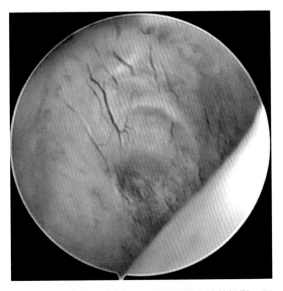

图 6-3 关节镜下右侧 TMJ 的翼外肌上头的投影，即图中充血区域。

区域是关节结节后斜面（图6-5），其上覆盖白色高亮的纤维软骨，同时在关节结节的后斜面较厚。第五个解剖区域是关节盘（图6-6），镜下呈高亮的乳白色，表面光滑。通常，关节盘可沿关节结节流畅地滑动。关节盘覆盖百分率（roofing），这一概念用于评估关节盘覆盖髁突的情况，关节镜下根据关节盘的后带及其相对于关节结节的位置，可进行关节盘覆盖百分率（roofing）评估。如果开口位时，关节盘的后带位于关节结节的后斜面附近，或闭口位时，关节盘的后带处于关节窝的中间部分，则认为关节盘处于正常位置（roofing 为100%）。第六个检查区域是中间腔（图6-7），在健康的情况下，该区域呈现白色外观，并且可以观察到关节盘的凹面结构。前隐窝（图6-8）是第七个

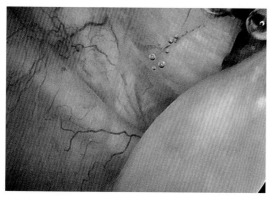

图6-4 关节镜下右侧TMJ的盘后区滑膜和盘后韧带。注意在关节镜手术过程中，当受试者通过被动开口向前拉动关节盘时，盘后韧带突出。可观察到局部充血，同时注意图像右侧的乳白色、高反光的关节盘。

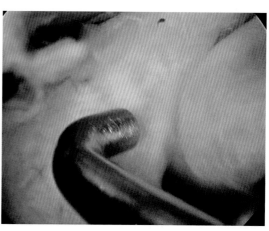

图6-6 如图6-2～图6-5及图6-7所示，关节盘在正常条件下是乳白色，高度反射，没有条纹。本图中，可以在关节镜下观察到关节盘穿孔。注意，在关节上腔（右）可见髁突，接触残留关节盘的边缘并通过工作套管引入钝头探针将其轻轻推回（左）。

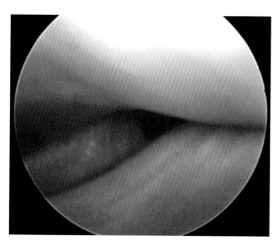

图6-5 关节镜下右侧TMJ关节结节后斜面。图中可见健康正常的外观。

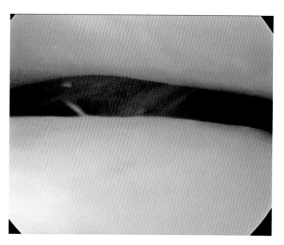

图6-7 关节镜下右侧TMJ中带。下方为关节盘，上方则是关节结节。

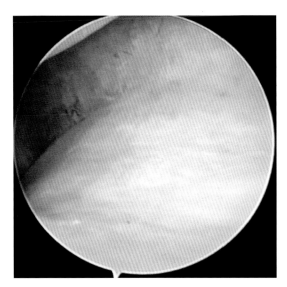

图 6-8　关节镜下右 TMJ 的上前隐窝。这是成三角技术的工作区域，前附着松解即是在此部位完成。

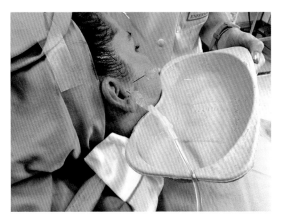

图 6-9　TMJ 穿刺术。通过双穿刺技术连续灌注林格溶液。

镜下解剖区，它见于闭口位，第四个经典的解剖标志——盘前滑膜皱襞即处于该区域中。在前外侧部位，可见外侧关节囊滑膜与盘前滑膜皱襞之间的联合，这是插入第二套管或工作套管的理想位置。

外科技术

关节穿刺术

　　该手术通常在局部麻醉下进行，可辅以静脉镇静。耳前区域消毒后，在外眦耳屏连线（canthal-tragal 线）前方 10 mm、下方 2 mm 处确定后外侧穿刺点。此时，使用穿刺针于关节囊内行局部麻醉，注入 2 mL 的 0.5% 布比卡因或 2% 利多卡因与 1 : 100 000 肾上腺素混合液。嘱患者小开口，穿刺针以 45° 角，从后向前、从下到上进行注射，直到颞部边缘高于皮肤表面 15 mm。然后调整穿刺针方向，使其向前指向关节结节，继续注射直到液体无法打入。再在 canthal-tragal 线前方 20 mm、下方 7 mm 处放置一个更

靠前的穿刺针用于回流。在上述灌洗过程中，注入 250～300 cm^3 的林格溶液，然后可以注入肾上腺皮质激素或透明质酸钠（图 6-9）。

关节镜下的粘连松解与灌洗术

　　关节镜下的粘连松解与灌洗术（arthroscopic lysis and lavage, ALL），可以分为单针法或双针法。单针法可直接使用关节镜进行松解；使用双针法时，可在第二个套管中放入松解粘连的器械（探针或活检钳[25]）。与双针法下进行 ALL 相比，治疗性关节镜需要 2 个及以上穿刺点引入相关器械，进行除了松解与灌洗之外的其他手术，如清创术、关节盘前附着松解术、关节盘复位术、盘后区切除术和缝合固定术。

　　穿刺之前，在关节窝的最凹点，使用 G21 绿色 0.8 mm × 24 mm 注射针注入 2～3 mL 林格溶液以扩张关节腔并有助于套管的放置。根据 McCain 和 de la Rua 指出[26]，放置第一个套管以前，必须通过体表触诊，确认穿刺点位于关节窝的最凹处，在穿破皮肤后，必须触摸确认关节结节的位置，向上并稍向前行进，直至出现阻力，再通过控制压

力和旋转，穿透关节囊。

此时，移除尖锐的穿刺针，换用钝头穿刺针进一步放置套管。根据笔者的经验，大多数患者需要将套管从皮肤表面插入 25～30 mm，对于一些非常瘦的患者，则仅需要插入至多 20 mm。随后通过套管引入关节镜，检查其是否准确地放入关节腔，此时必须在监视器中清楚地看到上后隐窝处关节上腔的结构。如果无法清楚看见，则表示套管可能没有充分地进入关节腔，此时需重新放置套管。套管正确放置在关节上腔后，在关节窝穿刺点的前 5 mm、下 5 mm 处插入 22 号针头，然后使用 250～300 mL 的林格溶液进行灌洗（图 6-10），直视下清扫和松解粘连。在治疗性关节镜中需明确指出的是，引入第二根套管并不一定要伴随对关节组织进行任何操作，因为除了用器械松解粘连外，关节的大部分粘连通常不需要仪器来消除。

治疗性关节镜检查

手术的第一部分跟关节松解与灌洗术的第一部分一样。尽可能地将带有镜头的第一个套管在直视的情况下进入上前隐窝，这个过程可以在闭口位时完成。工作套管按照

前述穿刺方法进入，深度与第一个套管尖端的距离一样。遵循同一方向，依据成三角技术原理，这样可以使两个工作套管在三角的尖端结合在一起（图 6-11）[26]，带锐性穿刺针的套管直接垂直刺穿皮肤，追踪第一个套管的三角路径，到达关节镜的尖端。去除锐性穿刺针，换为钝的穿刺针进入套管，第一个套管与工作套管需进行同步移动。在不可复位性关节盘移位的患者中，于上前隐窝处，可以使用射频消融仪（radiofrequency coblation，RFC）来松解前附着。这一步骤完成后，可将两个套管移到上后隐窝，用 RFC 进行关节盘后区滑膜组织的烧灼（图 6-12）。

对于纤维化或严重的关节病变造成关节上腔严重破坏的患者，必须遵循成三角技术原理穿刺两个套管，工作套管可放置钳子、剪刀、钩子、电刀、激光和射频消融仪等工具进行治疗。

McCain 和 Hossameldin[27]回顾了 TMJ 内镜手术所使用的器械。同时，与通过关节穿刺术或单针法 ALL 相比，透明质酸钠、皮质类固醇、由血小板所取得的生长因子、非类固醇的抗炎药物也可以在直视下，通过工作套管注入关节腔内或滑膜内。大部分进

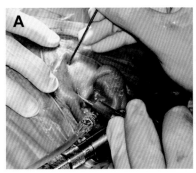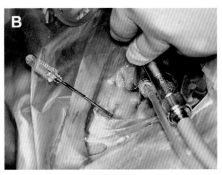

图 6-10 （A）在后方引入镜头，并在前方插入 22 号注射针作为回流。（B）在镜头与回流针之间使用林格溶液连续灌洗。

行关节镜复位的都是 ID 伴有关节盘可复或不可复移位的患者，可以在关节镜下进行前附着松解术，随后行关节盘复位、盘后区松解和关节盘固定。该手术目的是要恢复正常且有功能的关节解剖结构，笔者使用 RFC 行前附着松解术，同时也可以消除滑膜炎、松解盘后组织或去除瘢痕（图 6-13）。RFC 是通过双极射频能量激发盐水溶液中的电极以产生带电的等离子体气体[26]，达到消融的目的，具有可控、不产热的特点，有利于前附着松解及关节盘复位。关节盘固定可以通过第二个工作套管进行，常被提及的有两个方法：① 关节盘固定缝合。② 坚固内固定法。该两种固定方法可参阅 McCain 和 Hossameldin[27] 以及 Yang 等[14] 的研究（图 6-14）。

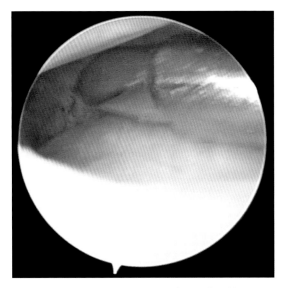

图 6-11　通过成三角技术放置工作套管。

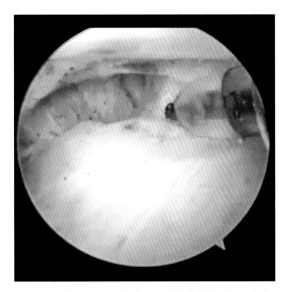

图 6-13　使用 RFC，在关节上腔前隐窝处松解前附着。

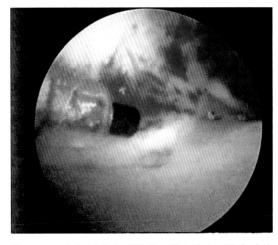

图 6-12　使用 RFC 仪器治疗关节上腔上后隐窝处的盘后组织滑膜炎。

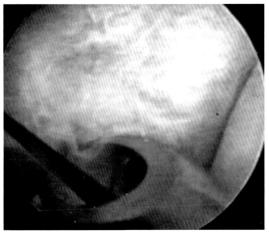

图 6-14　对于伴有 CCL 的不可复性关节盘移位，用 2/0 蓝色尼龙缝合关节盘。

临床结果

回顾 MITMJS 治疗关节内错乱（ID）的临床预后相关文献，存在以下 3 个主要关注点：① 大多数研究是回顾性系列病例，只有少数随机研究对不同的技术进行了比较。② 每种技术的纳入标准通常没有明确定义。③ 调查人员对成功的衡量方式缺乏共识。上述问题使得研究之间难以比较。疼痛改善程度可以定义为术后相对于术前疼痛的相对值或百分比。另一种主要评价指标是治疗成功率，在发表研究时，应明确所采用的方法，以便在研究之间进行比较[28]。

关节穿刺术

部分研究显示，关节穿刺术具有良好的效果，尤其是对急性关节盘不可复性移位。与 ALL 相比，关节穿刺术的总体成功率通常更高。在关节穿刺术用于治疗关节 ID 的回顾性研究[29]中，有 586 例 ACL 患者（612 侧关节）被纳入评估，其平均成功率高达 83.5%。

关节镜下粘连松解与灌洗术

表 6-1 中[4, 30-44]展示了 ALL 改善最大开口度（maximal interincisal opening, MIO）与缓解关节疼痛的成功率，这些文献资料最主要的不足是数据缺乏同质性，大部分研究者均提及成功率（即疼痛缓解程度或张口度增加），然而，很少有研究者对其进行量化。使用 AAOMS 提供的标准来评估 ALL 与治疗性关节镜的成功率[45]可以减少偏倚，Eriksson 与 Westesson[46]后来对上述标准进行了修订，认为以下两种情况可定义为成功：① VAS 评分低于 20 分。② MIO ≥ 35 mm。

Sanders 和 Buoncristian[30]在 137 例患者中，发现有 82% 的患者，ALL 治疗后 MIO 大于 40 mm，同时疼痛完全消失；Indresano 报道[31]ALL 治疗 50 个 ID 患者，取得了 73% 的成功率；Moses 和 Poker[33]对 237 例接受 ALL 治疗的患者（419 侧关节）进行随访，结果显示，92% 的患者疼痛减轻，78% 的患者 MIO 增加；后续的研究[34, 36-39, 43]显示了 ALL 的成功率为 50%~93%，但缺少关于疼痛程度或张口度改善的相关数据；Clark 等[35]在一项 18 例患者的小样本研究中报道术后疼痛减轻 57%，张口度增加 67%（17 mm）；Nitzan 等[21]的研究显示出更好的结果，在 95% 的患者中疼痛减轻 84%，张口度增加了 11 mm；近期，Dimitroulis[41]报道了 84% 的 ALL 整体成功率，66% 的患者疼痛减轻，张口度增加接近 10 mm；为了更好地了解 Wilkes 分期对术后疼痛减轻与 MIO 改善的影响，Gonzalez-Garcia 和 Rodrguez-Campo[44]对 156 例患者进行研究，指出 Wilkes Ⅱ、Ⅲ 与 Ⅳ 期患者，术后 6 个月疼痛减轻比例分别为 75%、71% 与 71%，术后 24 个月分别增加到 88%、86% 和 87%；术后 12 个月，张口度大于 35 mm 以上的患者占比分别为 75%（Ⅱ 期）、79%（Ⅲ 期）和 61%（Ⅳ 期），提示依照临床分期与时间进行术后评估的重要性，因为疾病病程变化、症状与体征随分期而改变。

然而，进行 ALL 治疗之后，即使疼痛及下颌运动功能存在明显的改善，关节表面或滑膜状态不一定得到改善。Hamada 等[47]对 30 例患者连续进行两次 ALL 治疗，发现 ID 患者的症状缓解不一定伴随病变组织的改善；Moses 与 Topper[48]使用 MRI 对 ALL 治疗后关节盘位置进行长期随访，发

表 6-1　TMJ ID 患者接受 ALL 治疗后，疼痛减轻和张口度增加的相关研究

作者与年份	患者数量（关节数）	成功率（%）	疼痛减轻的患者/VAS 评分中疼痛减轻/疼痛减轻（%）	MIO 增加的患者（%）/MIO 增加（mm）/MIO 增加（%）
Sanders 和 Buoncristiani[30] 1987	137	82	—/—/	—/—/
Indresano[31] 1989	50 (80)	73	—/—/	—/—/
Moses 等[32] 1989	92 (152)	92	—/—/	80/—/
Moses 和 Poker[33] 1989	237 (419)	—	92/—/	78/—/
White[34] 1989	66 (100)	86	—/—/	—/—/
Clark 等[35] 1991	18	81	—/—/57	—/13/67
Moore 等[36] 1993	63	87	—/—/	—/—/
Mosby[37] 1993	109 (150)	93	—/—/	—/—/
Holmlund 等[38] 1994	42 (42)	50	—/—/	—/—/
Nitzan 等[21] 1997	39 (40)	95	—/ 从 9.24 减轻至 1.45（在 1～15 级中）/84	—/11/
Kurita 等[39] 1998	14 (16)	86	—/—/	—/—/
Sorel 和 Piecuch[40] 2000	22 (44)	91	81/—/	100/8/
Dimitroulis[41] 2002	56	84	66/—/	—/9.8/
Kondoh 等[42] 2003	20	80	—/—/	—/10/
Smolka 等[43] 2008	39 (45)	87	89/—/	74/—/
González-García 和 Rodríguez-Campo[44] 2011	156	—	75 (WⅡ), 71 (WⅢ), 71 (WⅣ)[a] 88 (WⅡ), 86 (WⅢ), 87 (WⅣ)[b]	61 (WⅡ), 73 (WⅢ), 52 (WⅣ)[a] 74 (WⅡ), 78 (WⅢ), 66 (WⅣ)[b]

注：WⅡ为 Wilkes 二期；WⅢ为 Wilkes 三期；WⅣ为 Wilkes 四期。
[a] 术后 6 个月数据；[b] 术后 24 个月数据。
数据来自参考资料[21, 30-44]。

现 ALL 治疗并不能使关节盘得到复位，但可改善关节盘的运动及炎症。

治疗性关节镜

虽然 McCain 与 de la Rua[26]、Davis 等[49] 以及 Tarro[50] 的研究没有对治疗性关节镜与 ALL 的疗效进行比较，但仍初步证实了治疗性关节镜的良好效果。随后 Indresano[31] 评估并比较了 103 例经 ALL 治疗和 121 例经治疗性关节镜治疗患者，其术后疼痛与功能改善情况如下：ALL 组（平均随访 8.3 年），疼痛减轻 71%，功能改善 66%；治疗性关节镜组（平均随访 4.8 年），疼痛减轻 81%，功能改善 86%，与 ALL 组

具有显著差异。然而，Miyamoto 等[51] 对晚期 ID（Wilkes Ⅲ～Ⅴ期）患者进行比较性研究，发现 ALL 治疗组（41 例患者）与治疗性关节镜组（73 例患者）具有相似的疼痛与功能改善。

目前文献报道对于各分期 ID 的治疗成功率各不相同。Bronsten 和 Merrill[24] 的研究显示，ALL 与治疗性关节镜相比较，Ⅱ～Ⅴ期的成功率分别为 96%、83%、88% 和 63%。Holmlund 等[38] 报道了 CCL 伴有骨关节炎的患者（Wilkes Ⅳ期），手术成功率仅为 50%。而 Murakami 等[52] 的研究结果则表明，在Ⅲ期与Ⅳ期中，ALL 成功率约为 90%，Ⅴ期则需行治疗性关节镜，成功率可达 93%。近期，Smolka 等[43] 对 26 例经 ALL 治疗的关节进行研究，发现相较于Ⅱ期和Ⅲ期的患者（分别为 80% 和 85.7%），Ⅳ期和Ⅴ期患者（分别为 74.4% 和 75%）成功率较低，但整体成功率可达 78.3%。Gonzalez-Garcia 和 Rodriguez-Campo[44] 根据 AAOMS 标准[45, 46]（VAS 评分小于 20 分，且张口度大于 30 mm），对治疗性关节镜及 ALL 术后的患者进行评估，发现手术成功率随时间逐渐增加（术后 1 个月到术后 2 年）（表 6-2）。

TMJ 关节盘位置和症状的相关性目前尚有争议，部分学者主张使用开放性手术或治疗性关节镜恢复关节盘解剖位置以控制疾患，也有些人认为使用关节穿刺术或 ALL 更为合适。34% 以上无症状的志愿者存在关节盘移位，而有症状但关节盘位置正常的患者占 16%～23%。在一项尚未发表的研究中，有 36 例没有症状的志愿者接受了 MRI 检查，其中关节盘移位者占总人数的 30.5%（总关节数的 25%），可复性盘前移位占总关节数的 14%，不可复性盘前移位则占

9.7%，吸盘效应占 1.3%。根据上述现象，可得到以下结论：① 该研究中，无症状关节盘移位者高达 30%（总关节数的 25%）。② 无症状的关节盘移位者，关节盘和髁突形态可能发生改变，但关节窝的形态不会因关节盘位置而改变。③ 通过髁突头长轴与关节窝参考平面产生的角度减小，可预测关节盘移位。④ 关节盘移位但无症状者的颞下颌关节功能紊乱指数（Craniomandibular Index）比关节盘位置正常者高 2.5 倍，这是临床诊疗中很重要的鉴别诊断工具。

并发症与相关问题

颞下颌关节微创手术（MITMJS）并发症较少，大多发生于术后即刻，且多能恢复。Gonzalez-Garcia 等[53] 对 500 例 Wilkes Ⅱ～Ⅴ期的 ID 患者（670 侧关节）进行关节镜手术，并发症仅为 1.34%，关节上腔（SJS）出血虽然不属于并发症，但发生率达 8.5%，因此术中谨慎操作、采用适当器械以减少出血是必要的。0.6% 的患者出现了暂时性面神经麻痹，但未发现永久性神经麻痹。

以下罗列出已发生过的并发症[27]：

- 关节腔积血：在套管针进入关节窝穿刺点时，损伤颞浅动、静脉所致，或关节盘前附着松解时损伤翼丛所致。
- 皮肤感染或感染性关节炎（充分的器械及术区消毒后罕见）。
- 面神经损伤，累及颧支及颞支致面部麻痹。
- 耳颞神经损伤，因其走行于关节窝穿刺点后方（麻醉区）。
- 听神经损伤，鼓室破裂、听小骨损伤、中耳炎、耳鸣（图 6-15）。

表6-2 依据 Wilkes 分期标准，对接受 ALL 和治疗性关节镜的患者（Ⅱ~Ⅴ期）的疼痛、张口度以及成功率进行评价（时间范围：术前至术后 2 年）。成功率参考 AAOMS 标准（VAS 评分小于 20 分，且张口度大于 30 mm，表示为百分率）

Wilkes 分期	患者数量/关节数	关节镜技术	VAS（1~100）/MIO	术前	术后 1 个月/成功率（%）	术后 3 个月/成功率（%）	术后 6 个月/成功率（%）	术后 12 个月/成功率（%）	术后 24 个月/成功率（%）
Ⅱ	52/72	ALL	VAS (%)	52	30/38	27/61	24/75	35/60	20/88
			MIO (mm)/(%)	39/—	34/58	38/70	37/61	39/75	38/74
		OA	VAS (%)	57	29/43	21/65	18/91	35/74	30/78
			MIO (mm)/(%)	38/—	32/40	36/66	42/91	40/71	43/91
Ⅲ	132/183	ALL	VAS (%)	55	26/56	25/71	26/71	26/75	23/86
			MIO (mm)/(%)	36/—	32/33	35/68	38/73	38/79	39/78
		OA	VAS (%)	57	32/40	32/59	26/69	22/69	27/74
			MIO (mm)/(%)	34/—	29/20	33/50	36/6	37/74	38/74
Ⅳ	252/333	ALL	VAS (%)	53	33/46	28/57	25/71	22/73	17/87
			MIO (mm)/(%)	25/—	30/21	32/35	35/52	35/61	38/66
		OA	VAS (%)	53	35/40	30/61	26/69	20/76	15/86
			MIO (mm)/(%)	24/—	28/11	30/29	35/53	36/62	37/71
Ⅴ	17/23	ALL	VAS (%)	37	43/—	20/—	17/—	—/—	—/—
			MIO (mm)/(%)	29/—	26/—	29/—	28/—	—/—	—/—
		OA	VAS (%)	61	47/—	32/—	13/—	—/—	—/—
			MIO (mm)/(%)	25/—	28/—	27/—	30/—	—/—	—/—

注：改编自 González-García R, Rodríguez-Campo FJ. Arthroscopic lysis and lavage versus operative arthroscopy in the outcome of temporomandibular joint internal derangement: a comparative study based on Wilkes stages. J Oral Maxillofac Surg 2011; 69: 2513-24。

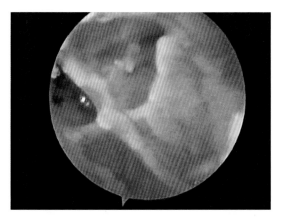

图 6-15　关节镜术中的并发症：中耳穿孔。

- 颌内动脉及其侧支损伤，可合并动静脉瘘，因其解剖横向穿过翼外肌（罕见）。
- 颞浅血管损伤，因其走行于穿刺部位后方；发生后需外部加压。
- 关节窝穿孔进入颅中窝并发生脑脊液漏：若脑脊液漏持续超过 48 小时，则必须由神经外科医生放置引流管。

颞下颌关节微创外科的未来趋势

概要

计算机辅助关节镜检查

- 计算机辅助关节镜检查被认为是 MITMJS 最有前途的技术之一[54]，作为一种已成功应用于窦腔及腹部并指导治疗性关节镜手术实施的内镜技术，该技术可能有助于难治性 TMJ 病例的治疗，如肥胖、肿瘤、关节强直或 ID 伴有纤维化和关节上腔间隙严重不足的患者。
- 为了分层显示重建后的 MRI 或 CT，Wagner 等[54]开发了一种系统，可在 2 个及以上频道上显示手术录像、CT

或 MRI 扫描，还可以在关节镜获得的实时影像上添加解剖结构。
- 滑膜炎或关节盘位置改变（即关节盘前松解后盘后移）等原因导致的软组织改变不能通过术中 CT 或 MRI 及进行成像，因此，术中仅有 TMJ 相关的骨性结构作为参考。
- 虽然该技术的主要目标是减少并发症和缩短手术时间，但其亦可用于教学、科研和培训。

导航和关节镜检查

- 获得的 TMJ 图像（最好是 MRI）可以加载于术中导航系统，以指导关节腔内的操作。导航系统由计算机、监视器、探测器和一系列发射器或跟踪器组成[55]。
- 其应用包括：① 关节内液体注射和组织取样。② 其他机械性操作[56]（辅助成三角技术术中应用和工作套管穿刺过程）。
- 优点：① 减少关节镜或成三角技术过程中的工作套管穿刺错误。② 通过仪器辅助，降低损伤关节内组织和结构的风险。③ 提高诊断和治疗囊内疾病的准确性。

相机和光学镜头的改进

- 相机和光学镜头技术的改进将提高诊断深层组织损伤的能力。更小、更灵活的镜头将使外科医生能够更微创地进行手术，甚至实现在诊室中局部麻醉下进行手术[56]。

颞下颌关节微创外科的综合训练模型设计

- 尸体解剖实训课程的机会很少且费

用昂贵，TMJ 模型的研发可能在 MITMJS 的教育和培训计划中发挥作用。这些模型需准确地再现关节解剖结构，并且还需模拟外科医生的本体感受，通过成三角技术模拟关节镜和其他器械的使用。

- TMJ 模型可对生理和病理状态下的解剖进行模拟，以便在监视器上看到生理或病理条件下的关节镜解剖结构，进行模拟练习。

参考文献

［1］ Dimitroulis G. The role of surgery in the management of disorders of the temporomandibular joint: a critical review of the literature Part 2. Int J Oral Maxillofac Surg 2005; 34: 231-7.

［2］ Onishi M. Arthroscopy of the temporomandibular joint. Kokubyo Gakkai Zasshi 1975; 42: 207-13.

［3］ Murakami K, Hoshino K. Regional anatomical nomenclature and arthroscopic terminology in human temporomandibular joints. Okajimas Folia Anat Jpn 1982; 58: 745-60.

［4］ McCain J. Arthroscopy of the human temporomandibular joint. J Oral Maxillofac Surg 1988; 46: 648-55.

［5］ Holmlund A, Hellsing G. Arthroscopy of the temporomandibular joint: an autopsy study. Int J Oral Maxillofac Surg 1985; 14: 169-75.

［6］ Sanders B. Arthroscopic surgery of the temporomandibular joint: treatment of internal derangement with persistent closed lock. Oral Surg Oral Med Oral Pathol 1986; 62: 361-72.

［7］ Murakami K, Ono T. TMJ arthroscopy by inferolateral approach. Int J Oral Maxillofac Surg 1986; 15: 410-7.

［8］ Israel HA. Technique for placement of a discal traction suture during temporomandibular joint arthroscopy. J Oral Maxillofac Surg 1989; 47: 311-3.

［9］ Tarro AW. Arthroscopic treatment of anterior disc displacement: a preliminary report. J Oral Maxillofac Surg 1989; 47: 353-8.

［10］ Ohnishi M. Arthroscopic surgery for hypermobility and recurrent mandibular dislocation. Oral Maxillofac Surg Clin North Am 1989; 1: 153-64.

［11］ McCain JP, Podrasky AE, Zabiegalski NA. Arthroscopic disc repositioning and suturing: a preliminary report. J Oral Maxillofac Surg 1992; 50: 568-79.

［12］ Tarro AW. A fully visualized arthroscopic disc suturing technique. J Oral Maxillofac Surg 1994; 52: 362-9.

［13］ Goizueta Adame CC, Muñoz-Guerra MF. The posterior double pass suture in repositioning of the temporomandibular disc during arthroscopic surgery: a report of 16 cases. J Craniomaxillofac Surg 2012; 40: 86-91.

［14］ Yang C, Cai XY, Chen MJ, et al. New arthroscopic disc repositioning and suturing technique for treating an anteriorly displaced disc of the temporomandibular joint: part I-technique introduction. Int J Oral Maxillofac Surg 2012; 41: 1058-63.

［15］ Murakami K, Iizuka T, Matsuki M, et al. Recapturing the persistent anteriorly displaced disk by mandibular manipulation after pumping and hydraulic pressure to the upper joint cavity of the temporomandibular joint. Cranio 1987; 5: 17-24.

［16］ Nitzan DW, Dolwick MF, Martinez GA. Temporomandibular joint arthrocentesis: a simplified treatment for severe, limited mouth opening. J Oral Maxillofac Surg 1991; 49: 1163-7.

［17］ González-García R, Gil-Díez Usandizaga JL, Rodríguez-Campo FJ. Arthroscopic anatomy and lysis and lavage of the temporomandibular joint. Atlas Oral Maxillofac Surg Clin North Am 2011; 19: 131-44.

［18］ Barkin S, Weinberg S. Internal derangements of the temporomandibular joint: the role of arthroscopic surgery and arthrocentesis. J Can Dent Assoc 2000; 66: 199-203.

［19］ American Association of Oral and Maxillofacial Surgeons. Position paper on TMJ arthroscopy 1988. In: Thomas M, Bronstein S, editors. Arthroscopy of the temporomandibular joint. Philadelphia: WB Saunders; 1991. p.347-50.

［20］ Israel H. Arthroscopy of the temporomandibular joint. In: Peterson L, Indresano T, Marciani R, et al, editors. Principles of oral and maxillofacial surgery. Philadelphia: JB Lippincott; 1992. p.2015-40.

［21］ Nitzan DW, Samson B, Better H. Long-term outcome of arthrocentesis for sudden-onset, persistent, severe closed lock of the temporomandibular joint. J Oral Maxillofac Surg 1997; 55: 151-7.

［22］ González-García R, Rodríguez-Campo FJ, Monje F, et al. Operative versus simple arthroscopic surgery for chronic closed lock of the temporomandibular joint: a clinical study of 344 arthroscopic procedures. Int J Oral Maxillofac Surg 2008; 37: 790-6.

［23］ Wilkes CH. Internal derangements of the temporomandibular joint: pathological variations. Arch Otolaryngol Head Neck Surg 1989; 115: 469-77.

[24] Bronstein SL, Merrill R. Clinical staging for TMJ internal derangement: application to arthroscopy. J Craniomandib Disord 1992; 6: 7-16.

[25] Molinari F, Gentile L, Manicone P, et al. Interobserver variability of dynamic MR imaging of the temporomandibular joint. Radiol Med 2011; 116: 1303-12.

[26] McCain JP. Principles and practice of temporomandibular joint arthroscopy, St. Louis: Mosby; 1996.

[27] McCain JP, Hossameldin RH. Advanced arthroscopy of the temporomandibular joint. Atlas Oral Maxillofac Surg Clin North Am 2011; 19: 145-67.

[28] González-García R. "Improvement" or "success" in arthroscopy for internal derangement of the temporomandibular joint Br J Oral Maxillofac Surg 2014; 52: 288-9.

[29] Monje F, Nitzan D, González-García R. Temporomandibular joint arthrocentesis. Review of the literature. Med Oral Patol Oral Cir Bucal 2012; 17: e575-81.

[30] Sanders B, Buoncristinani R. Diagnostic and surgical arthroscopy of the temporomandibular joint: clinical experience with 137 procedures over a 2-year period. J Craniomandib Disord 1987; 1: 202-13.

[31] Indresano AT. Arthroscopic surgery of the temporomandibular joint: report of 64 patients with long-term follow-up. J Oral Maxillofac Surg 1989; 47: 439-41.

[32] Moses JJ, Sartoris D, Glass R, et al. The effect of arthroscopic lysis and lavage of the superior joint space on TMJ disc position and mobility. J Oral Maxillofac Surg 1989; 47: 674-8.

[33] Moses JJ, Poker I. TMJ arthroscopic surgery: an analysis of 237 patients. J Oral Maxillofac Surg 1989; 47: 790-4.

[34] White RD. Retrospective analysis of 100 consecutive surgical arthroscopies of the temporomandibular joint. J Oral Maxillofac Surg 1989; 10: 1014-21.

[35] Clark GT, Moody DG, Sanders B. Arthroscopic temporomandibular joint locking resulting from disc derangement: two-year results. J Oral Maxillofac Surg 1991; 49: 157-64.

[36] Moore LJ. Arthroscopic surgery for the treatment of restrictive temporomandibular joint disease. A prospective longitudinal study. In: Clark GT, Sanders B, Bertolami CH, editors. Advances in diagnostic and surgical arthroscopy of the temporomandibular joint. Philadelphia: WB Saunders; 1993. p.704-46.

[37] Mosby EL. Efficacy of temporomandibular joint arthroscopy: a retrospective study. J Oral Maxillofac Surg 1993; 51: 17-21.

[38] Holmlund A, Gynther G, Axelsson S. Efficacy of arthroscopic lysis and lavage in patients with chronic locking of the temporomandibular joint. Int J Oral Maxillofac Surg 1994; 23: 262-5.

[39] Kurita K, Goss AN, Ogi N, et al. Correlation between preoperative mouth opening and surgical outcome after arthroscopic lysis and lavage in patients with disc displacement without reduction. J Oral Maxillofac Surg 1998; 56: 1394-7.

[40] Sorel B, Piecuch JF. Long-term evaluation following temporomandibular joint arthroscopy with lysis and lavage. Int J Oral Maxillofac Surg 2000; 29: 259-63.

[41] Dimitroulis G. A review of 56 cases of chronic closed lock treated with temporomandibular joint arthroscopy. J Oral Maxillofac Surg 2002; 60: 519-24.

[42] Kondoh T, Dolwick MF, et al. Visually guided irrigation for patients with symptomatic internal derangement of the temporomandibular joint: a preliminary report. Oral Surg Oral Med Oral Pathol Oral Radiol Endod 2003; 95: 544-51.

[43] Smolka W, Yanai C, Smolka K, et al. Efficiency of arthroscopic lysis and lavage for internal derangement of temporomandibular joint correlated with Wilkes classification. Oral Surg Oral Med Oral Pathol Oral Radiol Endod 2008; 106: 317-23.

[44] González-García R, Rodríguez-Campo FJ. Arthroscopic lysis and lavage versus operative arthroscopy in the outcome of temporomandibular joint internal derangement: a comparative study based on Wilkes stages. J Oral Maxillofac Surg 2011; 69: 2513-24.

[45] Dolwick MF, Reid S, Sanders B, et al. Criteria for TMJ meniscus surgery. Chicago: American Association of Oral and Maxillofacial Surgeons; 1984. p.31.

[46] Eriksson L, Westesson PL. Temporomandibular joint diskectomy. No positive effect of temporary silicone implant in a 5-year follow-up. Oral Surg Oral Med Oral Pathol 1992; 74: 259-72.

[47] Hamada Y, Kondoh T, Holmlund AB, et al. Visually guided temporomandibular joint irrigation in patients with chronic closed lock: clinical outcomes and its relationship to intraarticular morphologic changes. Oral Surg Oral Med Oral Pathol Oral Radiol Endod 2003; 95: 552-8.

[48] Moses JJ, Toper DC. A functional approach to the treatment of temporomandibular joint internal derangement. J Craniomandib Disord 1991; 5: 19-27.

[49] Davis CL, Kaminishi RM, Marshall MW. Arthroscopic surgery for treatment of closed lock. J Oral Maxillofac Surg 1991; 49: 704-7.

[50] Tarro AW. TMJ arthroscopic diagnosis and surgery: clinical experience with 152 procedures over a 21/2-year period. Cranio 1991; 9: 107-19.

[51] Miyamoto H, Sakashita H, Miyata M, et al. Arthroscopic surgery of the temporomandibular joint: comparison of two successful techniques. Br J Oral Maxillofac Surg 1999; 37: 397-400.

[52] Murakami K, Segami N, Okamoto M, et al. Outcome of arthroscopic surgery for internal derangement of the temporomandibular joint: long-term results covering 10

years. J Craniomaxillofac Surg 2000; 28: 64-71.

[53] González-García R, Rodríguez-Campo FJ, Escorial-Hernández V, et al. Complications of temporomandibular joint arthroscopic: a retrospective analytic study of 670 arthroscopic procedures. J Oral Maxil- lofac Surg 2006; 64: 1587-91.

[54] Wagner A, Undt G, Watzinger F, et al. Prin- ciples of computer-assisted arthroscopy of the temporomandibular

joint with optoelectronic tracking technology. Oral Surg Oral Med Oral Pathol Oral Radiol Endod 2001; 92: 30-7.

[55] Yeung RW, Xia JJ, Samman N. Image-guided mini- mally invasive surgical Access to the temporal joint: a preliminary report. J Oral Maxillofac Surg 2006; 64: 1546-52.

[56] Wolf J, Weiss A, Dym H. Technological advances in minimally invasive surgery. Dent Clin North Am 2011; 55: 635-40.

7 颞下颌关节盘复位固定术
Disc Repositioning：Does it Really Work?

João Roberto Gonçalves, DDS, PhD

Daniel Serra Cassano, DDS

Luciano Rezende, DDS

MSca, Larry M. Wolford, DMD

张善勇，毛懿 译

关键词

- 关节盘复位术
- Mitek mini 锚固钉
- 临床结果
- 三维重建
- 替代方案
- 手术步骤及注意事项
- 头影测量

要点

- 颞下颌关节盘复位固定术的相关研究报道较少。
- 需要更多的指南指导临床医生更好地进行手术和治疗方案的选择，特别是对骨性错殆患者。
- 未来应寻找更有效的指标进行手术效果评价。
- 颞下颌关节盘复位固定术的技术要求高，学习时间长，不同文献报道的治疗效果各不相同。

引　言

颞下颌关节（temporomandibular joint，TMJ）盘复位固定术在学术界存在争议，目前报道的文献不多[1-5]，但已有的文献均证实该术式有效。反对意见往往与医生的临床偏好有关，并常受到能否开展该手术的影响。

关节盘复位固定术及证据等级

根据美国卫生保健研究和质量机构（the US Agency for Healthcare Research and Quality）的分类，医学中的证据可以分为 6 个不同的层次[6]：①a Meta 分析。①b 随机对照试验（至少 1 个）。②a 设计严谨的非随机对照研究（至少 1 个）。②b 设计严谨的其他类型准实验研究（至少1个）。③设计严谨的描述性研究。④专家委员会报告或意见，或权威专家意见，或两者兼有。

专业性期刊是科学证据来源之一，虽然影响因子具有一定的局限性，但仍是全球公认的评估期刊强度的指标，其由科学信息研究所计算，为公布论文在出版后2年内被引用的平均次数[7]。与大多数医学文献相比，口腔类文献影响因子相对较低。2009年，*Journal of Oral and Maxillofacial Surgery*、*International Journal of Oral and Maxillofacial Surgery* 和 *British Journal of Oral and Maxillofacial Surgery* 的影响因子分别为1.580、1.444和1.327。而同期，*the New England Journal of Medicine*、*the Journal of the American Medical Association* 和 *The Lancet* 的影响因子分别为50.017、31.171和17.457。

近期的一项研究列出了口腔医学领域最常被引用的100篇文章[8]，其中只有6篇论文发表在2本口腔颌面外科杂志上（*Journal of Oral and Maxillofacial Surgery*、*International Journal of Oral and Maxillofacial Surgery*），而有41篇论文发表在3本牙周病学期刊上（*Journal of Clinical Periodontology, Journal of Periodontology* 和 *Journal of Periodontal Research*）。分析上述文章构成，系列病例报道和专家意见占到口腔临床研究的大多数，然而从证据分级来看水平较低。另外，受到伦理或资金问题的约束，口腔外科领域不易开展随机对照的前瞻性临床试验[9]。在这种情况下，达到2b和3级的科学证据足以指导口腔颌面外科的临床方案。准实验研究被定义为广泛的非随机对照研究，通常在随机对照研究不可行或不被伦理批准时进行[10]。

目前有关开放性TMJ关节盘复位固定术有效性的文献符合POEM准则。读者应根据个人的需求，充分发掘从原始研究到临床试验的各种资源，以获得有用的信息[11]。

2项Meta分析[3, 12]指出开放性TMJ盘复位固定术具有良好的随访结果，但还需更多的证据才能得出准确结论。

Wolford及其团队在各大洲举行的国际会议上发表了许多演讲和壁报，并在论文中公开了TMJ盘复位固定术的结果，根据证据分级，这些论文可达到2b或3级，主要聚焦于合并颞下颌关节紊乱病（TMD）的正颌手术随访结果，因此，这些研究中多数是评估TMJ盘复位固定术和正颌手术同期治疗的患者。

Wolford和Cardenas在1993[3]年详细描述了特发性髁突吸收的病因和治疗方式，并展示了12个开放性TMJ盘复位固定术的临床病例，所有病例均使用Mitek mini锚固钉。这些患者在手术前均出现进行性髁突吸收（平均1.5 mm/y），咬合平面逐渐变陡。手术中，去除增生性滑膜组织，复位关节盘，并进行双颌手术，下颌平均前移11 mm（2~18 mm）、咬合面角平均减少8°（5°~12°）。术后平均随访33个月（18~68个月），未见明显复发。5例青少年患者（<16岁）髁突高度略有增加，平均0.4 mm（0.1~1.5 mm）。

2年后，一项回顾性临床研究[2]对105名行TMJ盘复位固定术的患者进行评价。在随访时间内（至少1年），髁突或下颌位置无明显变化。疼痛视觉模拟评分表（VAS）评估显示TMJ疼痛、面部疼痛和头痛明显减轻。关节弹响、下颌运动功能明显改善，咀嚼功能也有明显提高，开口度有所增加，而侧方运动减弱。

在 2002 年，Wolford 等[1]进行了另一项回顾性临床研究对 1991—1993 年期间行正颌和关节盘复位固定术同期治疗的所有患者进行评估。根据下颌移动方向，将 70 名患者分为 3 组：第 1 组行下颌前徙，第 2 组下颌后退，第 3 组下颌矢状向无变化。使用 VAS 对疼痛进行评估（0~10 分）。术后 1 年，20% 的患者仍存在疼痛，60% 关节疼痛完全缓解（术前 80% 存在疼痛），同时仍有 7% 的患者存在严重疼痛（手术前为 53%）。该研究将开口度大于 35 mm 和疼痛缓解作为成功标准，总体成功率为 91.4%[1]。

据笔者所知，截至目前，尚无任何研究（包括队列研究、病例对照研究、其他回顾性研究、病例报道或专家委员会报告）表明 TMJ 关节盘复位固定术无效。只有个别专家意见（最低等级的证据）对该术式表示反对[13-15]。

牙颌畸形合并颞下颌关节疾病的临床处理

目前，学界对于如何恰当地处理合并 TMD 的骨性错𬌗畸形存在争议[16]，并有两种截然不同的观点：第一种认为正颌手术可缓解或消除 TMJ 的症状和功能障碍[13, 17-20]，而第二种认为正颌手术会对 TMJ 造成进一步损伤，从而加重术后症状和功能障碍[14, 21, 22]。持第二种观点的学者主张行分期或同期的 TMJ 盘复位手术[23]。

一些学者[13, 17-20]建议先行术前正畸，然后再行正颌手术。对于少数 TMJ 症状无缓解且过于严重以至于无法进行正颌正畸治疗的患者，可在正颌手术前进行 TMJ 盘复位手术。另一种观点认为[1-3, 5, 23-42]，对于大多数患者而言，同期手术可有效提高功能、美观、疼痛控制及患者满意度等。

已存在以下 TMJ 疾病（有症状或无症状）时，仅行正颌手术可导致不良后果：关节盘移位、髁突吸收、髁突增生、骨软骨瘤、反应性关节炎、先天性畸形、结缔组织/自身免疫性疾病、关节退行性病变等。上述情况都可加重牙颌面畸形、TMJ 疼痛、头痛、肌筋膜疼痛、关节功能障碍或引起其他异常[23]。

关节盘前移位或内侧移位是 TMD 的最常见的形式，可导致关节炎和其他 TMJ 相关疾病[23, 43]。当正颌手术前移下颌（尤其是逆时针旋转前移时），髁突处于关节窝的后上方，移位的关节盘难以恢复位置，可使关节压力过大，影响长期稳定性[23]。有学者[44, 45]报道，对于术前 TMJ 盘前移位的患者，下颌前移量过大会使髁突吸收的风险增加。因此，对这类患者来说，在关节盘尚可保存时，将其恢复到正常的解剖和功能位置非常重要。联合治疗指使用 Mitek 锚固钉进行关节盘复位固定并同期行正颌手术[1, 2, 23-29]。

其他可导致复发和髁突吸收的因素包括：患者年龄和性别、高角面型、术前正畸治疗、骨愈合能力差、髁突位置不佳、神经肌肉适应性、分段骨块稳定性不佳、下颌前移程度、手术技巧和随访时间[5, 16, 46]。

一些学者提出，正颌手术后复发和髁突吸收的危险因素包括：高角面型、面后高度降低、面后高/面前高比值减小[16, 46, 47]。然而，以上特征在 TMD 患者中常见，这些学者可能没有意识到此类复发患者在术前已存在 TMD 病症。Schellhas 等[48]通过 CT 和 MRI 对 100 例患者进行临床和影像学研究，以探寻 TMJ 退行性病变的危险因素。在他们的研究中，40 名患者（52 侧关节）

进行了开放性关节手术，术中病理包括：关节盘移位、关节盘退变和软骨肥大。TMD被认为是牙列完整且无下颌骨折史的患者出现进行性面型和咬合改变的最主要原因。此前，Schellhas[49]发表过类似的结论，指出TMD是不可逆的且通常表现为进行性。

TMJ是正颌术后稳定的基础，如果关节不稳定，正颌手术很难在功能、美观、稳定性和疼痛等方面取得长期稳定。单纯矫正颌骨畸形的正颌手术不能有效治疗原有的TMD，这些患者术后复发的可能性更大[16, 21-23, 50-54]。

已有许多研究对应用Mitek锚固钉行TMJ盘复位手术的临床效果进行报道，评价指标包括下颌运动范围、咀嚼效率、疼痛程度和功能障碍[1, 2, 26, 27]。Mehra和Wolford[2]对88例使用Mitek锚固钉行TMJ盘复位固定术和正颌手术同期治疗的患者进行随访，术后关节疼痛、面部疼痛和头痛均得到明显的缓解，关节弹响基本消失，下颌功能及咀嚼功能明显改善，获得了稳定的咬合与面型。

许多研究者使用头影测量分析颌骨移动对髁突以及关节盘位置的影响[5]（图7-1和图7-2），以及预测髁突退行性变引起的下颌骨不稳定[55]。对非活动期患者，可以通过纵向监测下颌位置，并进行模型拟合来准确地记录髁突变化。

多种方法和设备可以应用于TMD的诊断，包括影像学手段，如关节造影和断层摄影，以及依赖于下颌运动的评估方法。近年来，MRI得到了广泛的应用，它可以很好地显示髁突、关节结节与关节盘的相对位置，具有很高的诊断精度。头影测量也具有一定的辅助诊断价值。据报道，关节盘移位与青少年后部高度减小、下颌骨长度减小以及下颌平面角增加有关。然而，头影测量本

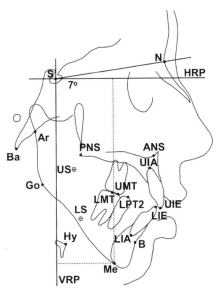

图7-1 头影测量中的参考标志。水平参考平面（HRP）与SN平面呈7°角。垂直参考平面穿过S点，虚线表示颏下点（Me）到水平参考面和垂直参考面的距离。ANS，前鼻棘点；Ar，关节点；B，下牙槽座点；Ba，颅底点；Go，下颌角点；Hy，舌骨点；LIA，下切牙根尖点；LIE，下切牙点；LMT，下颌第一磨牙远中尖点；LPT2，下前磨牙尖点；N，鼻根点；PNS, 后鼻棘点；S，蝶鞍点；UIA，上切牙根尖点；UIE，上切牙点；UMT，上颌第一磨牙近中尖点。

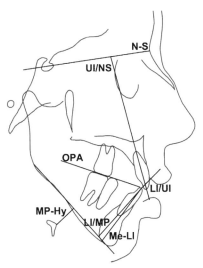

图7-2 距离和角度测量。距离测量：Hy-MP，舌骨到下颌平面；Me-LI，颏下点到下颌切牙点。角度测量：OPA-NS，咬合平面-NS平面角；UI-NS，上切牙-NS平面角；LI-MP，下切牙-下颌平面角；LI-UI，上下切牙角。

身难以明确地诊断关节盘移位。如果某些指标能特征性地预测关节疾病加重的可能，将有利于正畸治疗和健康教育，也会大大提高头影测量的价值。

Goncalves 等[5] 在一项回顾性研究中，对 72 例双颌手术患者进行评估，手术采用双颌前徙伴逆时针旋转。将这些患者按关节状态和手术情况分为 3 组，探究不同关节状态下正颌手术稳定性的差异。第一组患者术前关节正常，仅接受双颌手术；第二组术前患有关节盘前移位，接受 TMJ 盘复位固定术（Mitek 锚固钉）联合正颌手术；第三组存在关节盘前移位但仅接受正颌手术。患者术前面部特征包括咬合平面陡、双颌后缩、前面部发育过度。所有患者均具有相似的牙颌面畸形，手术由同一外科医生按照同一术式及固定方式完成。对每位患者进行术前、术后两次头影测量分析，并取平均值，

评估术后效果和稳定性。术后即刻，所有患者上、下颌骨前移和逆时针旋转的程度相似（图 7-3）。术后，第三组咬合平面角度增大（37% 复发率），第一、二组基本保持稳定。第三组患者颏下点（Me）（28%）、B 点（28%）和下切牙点（LIE）（34%）（图 7-4）复发明显，而第一、二组基本保持稳定。因此，TMJ 健康以及关节盘经复位固定后的患者接受双颌逆时针旋转前徙后能获得稳定的手术效果，而关节盘移位患者正颌术后更容易复发。

双颌逆时针旋转前徙的术式延长了下颌骨功能性力矩 / 臂，增大了舌骨上肌群、骨膜、皮肤等软组织产生的拉力和张力，加重了 TMJ 负荷。软组织需经过几个月的适应期，才能达到新的平衡[56]。笔者团队[56-58]以往的研究表明，双颌逆时针旋转前徙对关节健康的正颌患者而言，效果稳

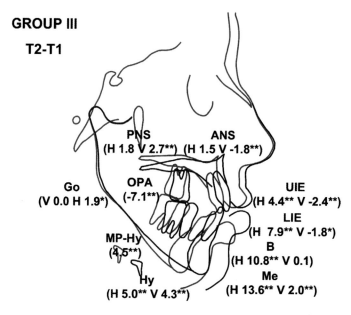

图 7-3　垂直向、矢状向术后平均变化量。前鼻棘点（ANS）、后鼻棘点（PNS）、上切牙点（UIE）、下切牙点（LIE）、B 点、颏下点（Me）、下颌角点（Go）、舌骨点（Hy）、MP-Hy 距离、咬合平面（OPA）。红线表示术前（T1）；蓝线表示术后即刻（T2）。

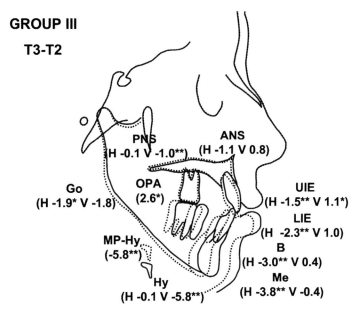

GROUP III

T3-T2

PNS
(H -0.1 V -1.0**)

ANS
(H -1.1 V 0.8)

Go
(H -1.9* V -1.8)

OPA
(2.6*)

UIE
(H -1.5** V 1.1*)

LIE
(H -2.3** V 1.0)

MP-Hy
(-5.8**)

B
(H -3.0** V 0.4)

Hy
(H -0.1 V -5.8**)

Me
(H -3.8** V -0.4)

图 7-4　垂直向、矢状向随访期平均变化量。前鼻棘点（ANS）、后鼻棘点（PNS）、上切牙点（UIE）、下切牙点（LIE）、B 点、颏下点（Me）、下颌角点（Go）、舌骨点（Hy）、MP-Hy 距离、咬合平面（OPA）。蓝线表示术后即刻（T2）；虚线表示随访点（T3）。

定。Goncalves 等[5] 指出，TMJ 健康与关节盘复位固定的患者，术后咬合平面角稳定，但关节盘移位未处理的患者复发率显著增高，表现为下颌顺时针旋转（平均 2.6°）。提示复发原因可能为髁突吸收。

Chemello 等[56] 和 Satrom 等[57] 对关节健康的患者行下颌前徙手术（伴或不伴逆时针旋转），并行坚固内固定，术后效果稳定，B 点的平均复发程度小于移动距离的 6%。Wolford 等[16] 对 25 名（23 女，2 男）同时患有牙颌面畸形和关节盘移位的患者行下颌前徙术，并行坚固内固定，但不行关节治疗。B 点术后平均复发程度为 36%，髁突至 B 点的平均距离减少 34%，表明髁突存在吸收。6 名患者（24%）出现术后髁突吸收（3～8 mm），表现为前牙 Ⅱ 度开𬌗。下颌前移所造成的关节负荷很可能是关节吸收的重要因素。关节症状（疼痛，功能障碍等）的新发或加重常发生于术后 14 个月。48% 的患者需对 TMJ 进行治疗并重新进行正颌手术。在手术前，伴有疼痛或不适的患者占比为 36%，术后 2.2 年，占比上升为 84%，且疼痛强度较术前增加 75%。25 例患者中只有 4 例（16%）效果稳定，无明显疼痛。该研究说明了对 TMJ 盘移位的患者，仅行正颌手术是存在弊端的。

3D 定量评估

笔者团队对比了关节健康患者与行关节盘复位患者，经双颌前徙后髁突的三维变化。使用 3D 定量评估和颌骨拟合技术比较术前即刻（T1）、术后即刻（T2）和术后随访（T3，至少 11 个月）的髁突位置情况，这也是首项[4] 使用 ICP 算法（Iterative Closest Point）评估手术后即刻（T2～T1）

和 1 年随访（T3～T2）期内髁突变化的研究。虽然这不是一项随机临床试验，但纳入了所有符合标准的患者。研究发现，术后即刻髁突位置变化情况，在两组间存在显著性差异：关节健康患者（仅行 MMA 治疗）的髁突向上、后、外或内侧移位（图7-5），而关节盘复位术后患者（行 MMA-Drep 治疗）的髁突向下、前、外或向侧移动（图7-6）。术后 1 年，两组中超过一半的患者出现至少 1.5 mm 的髁突吸收变化，但只有行关节盘复位的患者术后在髁突区有新生骨形成。

关节盘复位固定对关节具有较大的保护作用，虽然在锚固钉周围存在局部骨质吸收，但髁突其他部位都有新骨形成的可能，尤其是髁突外极（图7-7）。一项正在进行的研究[59, 60]进一步比较了上述 2 组患者（MMA, MMA-Drep），并进行了基于 spherical harmonics 的函数分析，该分析方法可对同一患者的多个三维模型进行测量和对比，再次对双颌稳定性问题进行了探讨，发现关节盘复位组与关节健康组患者在双颌手术稳定性方面并无显著性差异。

三维定量分析[4]表明，正颌手术不能治疗 TMJ 疾病，术后关节间隙的显著减少也表明其可能增大关节负荷（在部分关节健康的患者中也可存在此变化）。这一现象已在 X 线片[61]、CT[62, 63] 和 3D 定量分析[4, 64, 65]上得到证实：下颌前徙促进髁突向上、后和内侧移位，可伴随盘-髁相对位置的变化。行关节盘复位固定术的髁突向相反方向移动：表现为向下、前，为关节盘保留出间隙，保护髁突的整体形态。

3D 定量评估与专业软件结合可显著降低测量误差[59, 66, 67]，这种方法具有良好的可重复性，数据更加可靠。

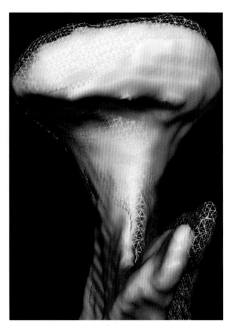

图 7-5　关节健康组，双颌前徙手术后，左侧关节位置拟合图。白色三维模型表示术前（T1），黄色网格表示术后（T2），拟合后显示髁突术后向上、后、内侧移动。

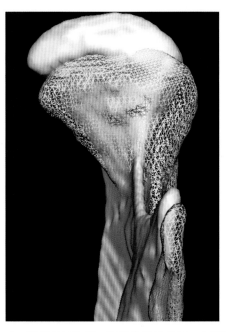

图 7-6　关节盘复位组，双颌前徙手术后，左侧关节位置拟合图。白色三维模型表示术前（T1），黄色网格表示术后（T2），拟合后显示髁突术后向下、前、内侧移动。

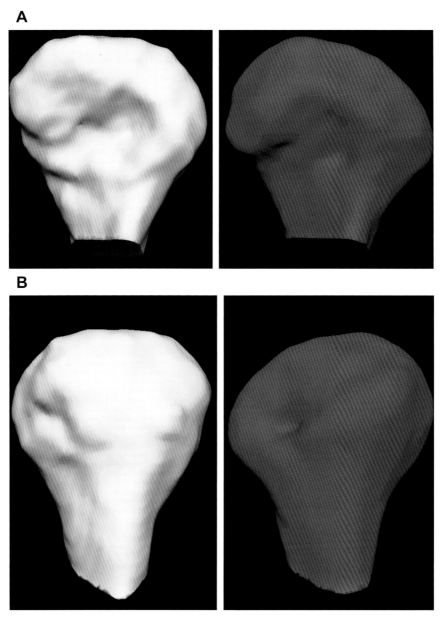

图 7-7 （A）关节盘复位组，左侧髁突前面观。黄色示术后即刻（T2），紫色示术后 1 年。前、内、外侧均有新骨沉积。（B）关节盘复位组，左侧髁突后面观。黄色示术后即刻（T2），紫色示术后 1 年。后、内、外侧均有新骨形成，注意锚固钉周围有骨吸收。

手术方法及注意事项

1887 年，Annandale[68] 首次对 TMJ 盘复位固定术进行描述，直到 1978 年 Wilkes[69, 70] 使用关节造影描述 TMJ 的解剖形态及功能，关节盘复位固定术才成为一种公认的术式。然而，其他外科医生并没有取得类似的结果，这激发了关节盘复位固定手术的改良和发展[2, 71-81]。部分学者[82-86] 提出，使用关节镜缝合复位关节盘。尽管各种说法有所不同，但关节镜复位固定关节盘的可靠性与稳定性未被完全证实。本文的目的是评估使用 Mitek 锚固钉进行 TMJ 盘复位固定手术的治疗结果。

Mitek 锚固钉

Mitek 系列锚固钉最早用于整形外科，如肩袖修复术，内外侧副韧带修复术、二头肌肌腱修复术以及其他肌肉、韧带和肌腱修复手术[2, 87, 88]。在众多尺寸的锚固钉中，Mitek mini 锚固钉最适用于 TMJ 盘复位固定手术。Wolford 等[2, 24, 25, 72]已经成功使用该锚固钉进行盘复位固定并行报道。美国食品药品管理局（FDA）已批准其用于 TMJ。

Mitek mini 锚固钉呈圆柱形，直径为 1.8 mm，长度为 5.0 mm。锚固钉的主体由钛合金（钛 90%，铝 6%，钒 4%）组成，其翼由镍钛合金组成，具有超弹性形状记忆特性，在锚固钉的后部设有线孔（图 7-8）。同期手术是将关节盘复位并用 Mitek 锚固钉[1-3, 5, 24-26, 30]固定，然后进行正颌手术。该锚固钉放置在髁突颈部的后外侧，随后锚固钉会与骨产生骨结合，并使用两条强生 0

号线进行关节盘固定（图 7-9）。

关节盘复位固定术成功率的影响因素

满足以下情况时，关节盘复位固定术具有很高的成功率：

（1）关节盘移位病史在 4 年以内。

（2）在发病的前 4 年内接受治疗的青少年髁突吸收患者。

（3）无明显的囊内炎症（尤其在双板区）。

（4）无结缔组织自身免疫性疾病史，如类风湿性关节炎、青少年特发性关节炎、银屑病关节炎、舍格伦综合征、硬皮病、狼疮或强直性脊柱炎。

（5）关节盘的剩余解剖结构良好。

（6）可复性关节盘前移位较不可复性关节盘前移位效果好。

（7）不合并其他关节病损。

（8）不合并反复发生的胃肠道、泌尿系统或呼吸系统问题。

（9）不合并性病史。

手术方法介绍

手术操作对于获得良好的结果至关重

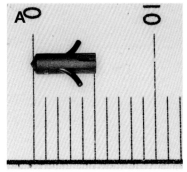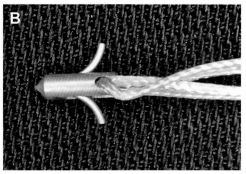

图 7-8 （A）Mitek 锚固钉尺寸为 1.8 mm×5.0 mm，由钛合金和镍钛翼组成。（B）2 条强生 0 号线穿过 Mitek 锚固钉的孔眼，这些缝合线起到人造韧带的作用，使关节盘稳定在适当的位置。

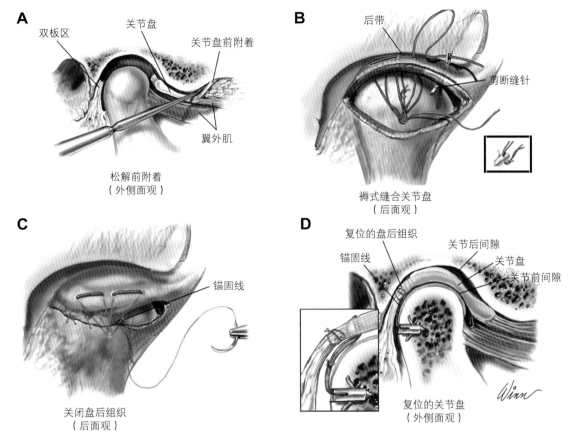

A 双板区　关节盘　关节盘前附着　翼外肌
松解前附着
（外侧面观）

B 后带　剪断缝针
褥式缝合关节盘
（后面观）

C 锚固线
关闭盘后组织
（后面观）

D 复位的盘后组织　关节后间隙　关节盘　关节前间隙　锚固线
复位的关节盘
（外侧面观）

图 7-9 （A）在使用 Mitek mini 锚固钉来固定关节盘时，首先暴露关节并切除过多的双板区组织。松解关节盘前附着，此时关节盘可被动复位于髁突上方。（B，C）Mitek Mini 锚固钉有一个线孔，可用以传过 2 条 0 Ethibond 缝合线。将锚固钉插入髁突后外侧，距顶部下方 5～8 mm。2 条缝线分别在内、外侧行褥式缝合。（D）矢状位显示 Mitek 锚固钉植入髁突，并以缝线固定关节盘于髁突表面。

要，下文将详细介绍 TMJ 盘复位固定术的手术步骤。

（1）经鼻气管插管。有利于保持术区无菌，并为术中检查咬合关系提供可能。

（2）在耳前皮下区注射 5 mL 局麻药物（1% 利多卡因，1∶100 000 肾上腺素）（图 7-10）。

注意：皮下注射利多卡因有利于减少术中皮下组织出血，并有利于分清手术层次。

（3）使用 15 号刀片，采用改良小切口，切口上部向前延伸 5 mm，下部向前延伸 3 mm。从耳屏软骨向下 12～15 mm 进行锐

性分离，直至皮下组织（图 7-11）。

注意：良好的切口是保持术野清晰的前提，损伤软骨可能增加外耳道穿孔的风险，隐蔽切口可减少术后瘢痕。

（4）向外侧推动下颌，使用手指感觉和区分颧弓和髁突的位置（图 7-12）。

注意：如果没有明确颧弓位置，可能导致从错误的位置切开，并损伤面神经。

（5）在该层颧弓上方，距耳根软骨前方 8 mm 处，进行钝性分离，垂直于颧弓进入颞肌筋膜，至脂肪组织下。向前延伸松解以显露关节结节（图 7-13）。

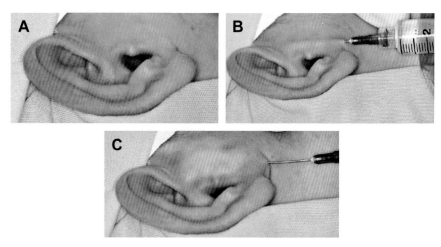

图 7-10　皮下注射 5 mL 局麻药物（1% 利多卡因，1∶100 000 肾上腺素）。

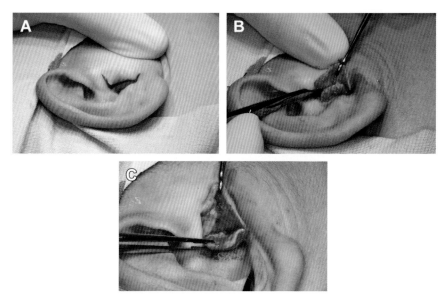

图 7-11　（A）15 号刀片，改良耳内切口。（B）眼科剪锐性分离。（C）耳屏软骨皮下分离 12～15 mm。

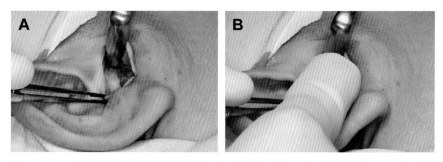

图 7-12　（A）使用长镊子拉耳屏软骨向后，拉钩暴露颧弓。（B）定位颧弓，手指感觉髁突头位置。

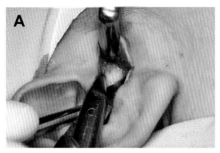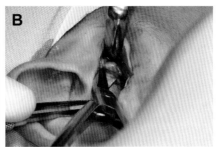

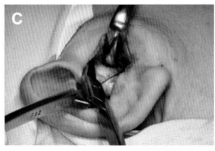

图 7-13 （A）耳屏软骨前方 8 mm 处用眼科剪进行锐性分离。（B）脂肪层下钝性分离颞肌筋膜。（C）继续钝性分离至暴露关节结节。

注意：直视颞深筋膜的浅层是保护面神经的关键。

（6）使用 9 号骨膜剥离子，标记关节窝的外侧边界（图 7-14）。

注意：该标记有助于描绘和识别髁突，在切开颧弓之前保护 TMJ。

（7）使用电刀，在关节窝顶部沿着关节窝形状作弧形切口（图 7-15）。

注意：切口必须位于颧弓顶部的骨面，以保护关节盘和关节上腔纤维软骨。

（8）使用骨膜剥离子，暴露关节腔的外表面（图 7-16）。

注意：如不推开组织暴露关节腔，将很难进入关节上间隙。

（9）将约 3 mL 的 1% 利多卡因（含 1:100 000 肾上腺素）注射到关节上腔，使关节盘下沉，此时可以观察到下颌向前移动（图 7-17）。

注意：液体使关节盘向下推移，形成间隙，使关节囊打开时更加安全。

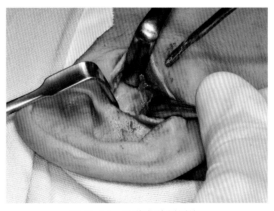

图 7-14 关节窝外侧划线。

（10）用 15 号手术刀片从下至上 45° 在表面上切开关节囊外侧韧带。使用剥离子撑开暴露关节上腔（图 7-18）。

注意：刀片的角度对于保护关节盘是非常重要的，使用剥离子可防止在关节窝处损伤纤维软骨，降低粘连风险。

（11）使用 Dean 剪，沿着关节窝和关节结节离断关节囊外侧韧带（图 7-19）。

注意：解剖不充分将使术野受限并增加

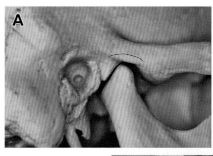
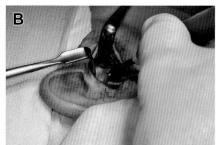
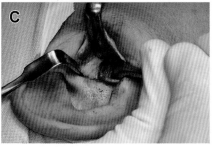

图 7-15 （A）延伸颧弓部 C 形切口。（B，C）使用电刀在颧弓上行弧形切口，与髁突头弧度相匹配。

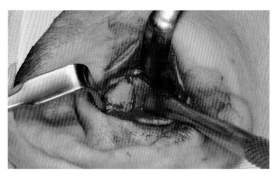

图 7-16 使用骨膜剥离子将关节囊周围的软组织向下、外剥离，暴露关节囊的外侧面。

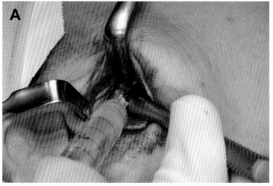
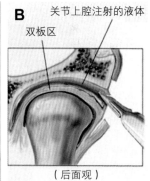

图 7-17 （A）将 1% 利多卡因（含 1∶100 000 肾上腺素）注射于关节上腔。（B）利用水压下降关节盘，有利于切口时保护其免受损伤。

关节盘复位的难度。

（12）使用 15 号手术刀片，在髁突外侧沿后上方至前下方将关节囊切开，以保持髁状突具有最大化的软组织和血管附着（图 7-20）。

注意：必须尽量减少对关节窝和髁头以及关节盘纤维软骨的损伤，因为这些结构的损伤可促进术后粘连的形成和退行性变化。

（13）使用骨膜剥离子，压髁突向下，形成空间以插入 Dean 剪刀并在髁突的后部周围切割双板区，直至关节窝的内侧壁（图 7-21）。

注意：如果不切除双板区，则没有足够的空间来放置关节盘，并且髁突可能向前移位。

（14）在关节盘前移位的情况下，通常需要松解关节盘前附着，有时也需要对内侧附着进行良好的松解。

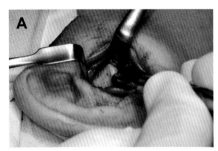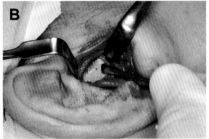

图 7-18 （A）15 号刀片切开囊外附着。（B）小号剥离子进入关节腔。

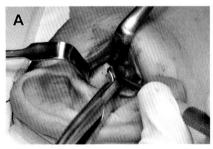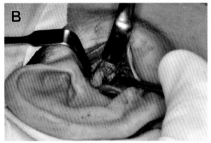

图 7-19 （A，B）向前修整囊外组织，扩大视野。

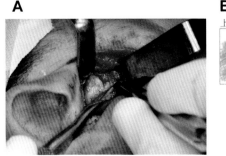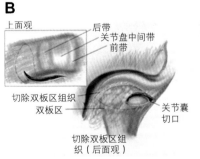

图 7-20 （A，B）使用 15 号刀片，从后上至前下，修整外侧关节囊至低于髁突外极 10 mm。

注意：松解前附着对关节盘复位至关重要。有时，松解内侧附着也是必要的。

（15）使用带有内置止动器的 Mitek 钻头（直径 2.1 mm），在髁突后部打一个 2 mm × 10 mm 的孔。锚固钉的位置可以根据患者的具体情况做出调整，通常位于髁突顶部下方 8～10 mm 处，并且位于髁突后缘偏外侧。打孔时没有必要剥离后方的软组织，通常从骨膜外钻孔以最大程度保留软组织附着和髁突的血液供应。

注意：锚固钉的位置可视关节盘移位的方向及程度进行适当调整。

（16）在植入前，先将缝合线对折穿过锚固钉的线孔（图 7-22）。然后剪断线折返处，此时缝合线分离为两条线，并将准备好缝线的锚固钉装配进配套的输送器中（图 7-23）。

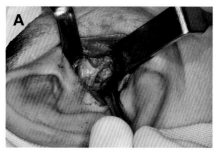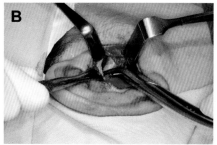

图 7-21 （A）使用 9 号剥离子向下压髁突。（B）使用 Dean 剪离断髁突后部的双板区组织。

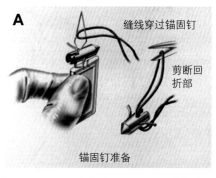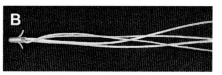

图 7-22 2 倍长度的 0 Ethibond 线穿过 Mitek mini 锚固钉的线孔，在回折处剪断，从而制备好两条独立的锚固线。

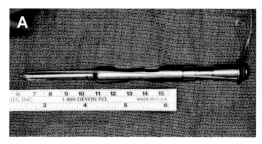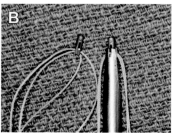

图 7-23 接下来将锚固钉装入特制的输送器。

注意：如果不用穿线器，很难将两条线装入线孔。

（17）然后使用特殊的输送装置将 1.8 mm Mitek 锚固钉放入准备好的孔中，并将锚固钉拧入骨松质中（图 7-24）。

注意：未将锚固钉插入输送器中或未将缝线插入锚固钉的孔眼中，将导致锚固件就位困难并可能导致翼部断裂。

（18）使用 8 mm 改良缝合针，将 2 根缝线褥式缝合固定在关节盘的后内侧和后外侧，以将关节盘固定在正确位置（图7-25），缝合线紧密打结。从各个方向移

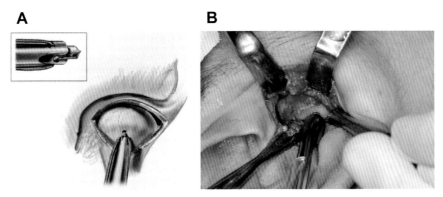

图 7-24 （A，B）直径 1.8 mm 的 Mitek mini 锚固钉被植入备好的孔中。

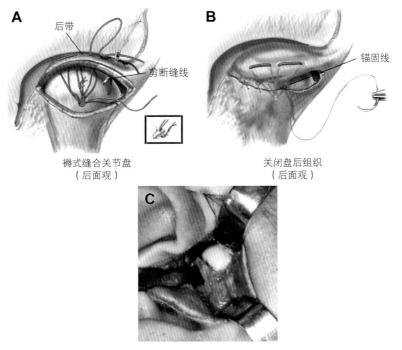

图 7-25 （A～C）将锚固钉置于髁突后缘偏外侧，顶部下方 5～8 mm。在关节盘后缘褥式缝合两针：一针从中到内，一针从外到中。锚固线将关节盘固定在最佳位置上，起到人造韧带的作用。

动髁突，观察到关节盘和髁突相对位置良好，且关节盘牢牢地固定在新的最佳位置（图7-26）。

注意：有必要使用方结或外科结，以确保缝合尽可能接近髁突头部，以增大锚固的稳定性。

（19）大量盐水冲洗手术部位，并缝合关节囊外侧。

注意：生理盐水冲洗可降低感染风险。如果不缝合关节囊外侧壁，将致关节盘内、外向不稳定，延长愈合时间。

（20）4-0缝线关闭深部组织及接近耳垂切口的皮下组织（图7-27和图7-28）。仔细缝合皮肤切口（图7-29）。

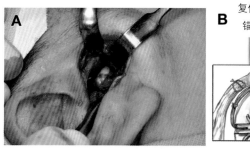
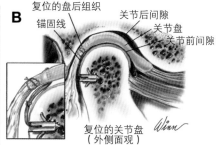

图7-26 （A）将关节盘固定于最佳位置。（B）矢状向剖面图：锚固钉植入髁突后方，锚固线固定关节盘于髁突顶部。

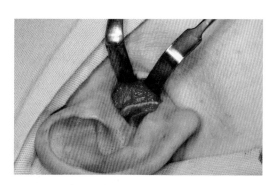

图7-27 分层关创，以4-0可吸收线缝合深部组织。

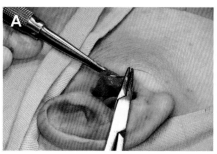
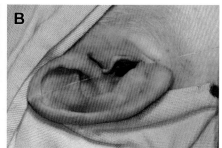

图7-28 对位缝合皮下组织。

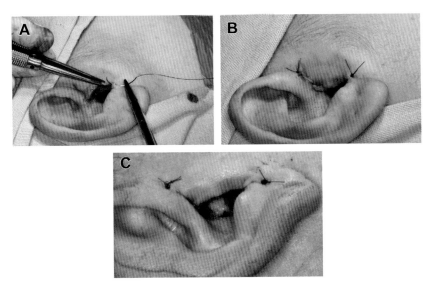

图 7-29   5-0 缝线缝合皮肤。

临 床 病 例

患者女，19 岁，经 MRI 确诊为双侧 TMJ 不可复性关节盘前移位（图 7-30），伴有上颌骨垂直过度，开唇露齿，面部不对称，下颌后缩，咬合平面陡，Ⅱ类骨性错𬌗畸形（图 7-31 和图 7-32）。自述有中、重度 TMJ 疼痛、头痛和肌筋膜疼痛、关节弹响史和咀嚼困难。术前正畸后行同期手术，包括双侧 TMJ 盘复位固定术（Mitek 锚固钉），双侧 BSSRO 和上颌骨 Le Fort Ⅰ型截骨术，下颌骨逆时针旋转。在术后 2 年，患者表现出良好的稳定、

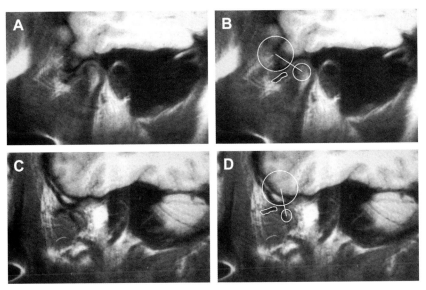

图 7-30 （A，B）MRI 示闭口位关节盘前移位。（C，D）开口位关节盘前移位，髁突退行性变。

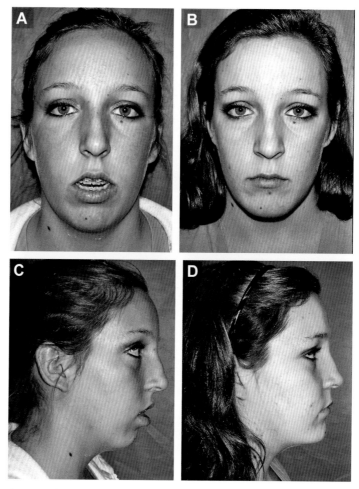

图 7-31 （A，C）19 岁女性，双侧关节盘不可复性前移位、下颌后缩、高角面型。（B，D）行双侧 TMJ 盘复位固定术加双颌手术，术后 2 年。

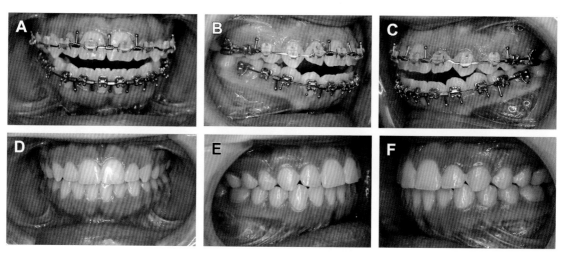

图 7-32 （A～C）术前，前牙开𬌗、Ⅱ类咬合关系。（D～F）术后 2 年，咬合关系稳定。

美观和对称的面型和咬合关系，关节疼痛缓解，弹响消除，下颌功能和面部美学改善。

总　结

关于 TMJ 盘复位固定术的科学证据仍然很少，需要进一步努力以指导临床医生对 TMD 的临床决策和方案选择，尤其是对伴有严重骨性错颌畸形的患者。回顾现有的相关研究，分别采用侧位片、关节造影、CT、MRI 和 VAS 评分等评估 TMJ 盘复位固定术后的结果，所有证据均表明 TMJ 盘复位固定术有效，期待在未来出现更好的评价标准支持该手术的有效性。

许多外科医生已经开展了 TMJ 盘复位固定术。在本文中，笔者回顾了该手术的详细步骤以及术中的关键要点，需进行充分的练习以实现最佳手术效果。

参考文献

［1］Wolford LM, Karras S, Mehra P. Concomitant temporomandibular joint and orthognathic surgery: a preliminary report. J Oral Maxillofac Surg 2002; 60: 356-62.

［2］Mehra P, Wolford LM. The Mitek mini anchor for TMJ disc repositioning: surgical technique and results. Int J Oral Maxillofac Surg 2001; 30(6): 497-503.

［3］Wolford LM, Cardenas L. Idiopathic condylar resorption: diagnosis, treatment protocol, and outcomes. Am J Orthod Dentofacial Orthop 1999; 116(6): 667-77.

［4］Goncalves JR, Wolford LM, Cassano DS, et al. Temporomandibular joint condylar changes following maxillomandibular advancement and articular disc repositioning. J Oral Maxillofac Surg 2013; 71(10): 1759. e1-15.

［5］Gonçalves JR, Cassano DS, Wolford LM, et al. Postsurgical stability of counterclockwise maxillomandibular advancement surgery: affect of articular disc repositioning. J Oral Maxillofac Surg 2008; 66(4): 724-38.

［6］US Agency for Healthcare Research and Quality. Evidence-based Practice Centers: evidence-based reports. Available at: http://www.ahrq.gov/research/ findings/evidence-based-reports/index.html. Accessed March 7, 2014.

［7］Institute for Scientific Information. ISI impact factor description. Available from: http://thomsonreuters. com/ productsservices/science products/a-z/journal citation reports.

［8］Pitak-Arnnop P. The 100 most cited articles in dentistry-some discussions. Clin Oral Investig 2014; 18(2): 683-4.

［9］Sandhu A. The evidence base for oral and maxillofacial surgery: 10-year analysis of two journals. Br J Oral Maxillofac Surg 2012; 50(1): 45-8.

［10］Harris AD, McGregor JC, Perencevich EN, et al. The use and interpretation of quasi-experimental studies in medical informatics. J Am Med Inform Assoc 2006; 13(1): 16-23.

［11］Shaughnessy AF, Slawson DC, Bennett JH. Becoming an information master: a guidebook to the medical information jungle. J Fam Pract 1994; 39(5): 489-99.

［12］List T, Axelsson S. Management of TMD: evidence from systematic reviews and meta-analyses. J Oral Rehabil 2010; 37(6): 430-51.

［13］Stavropoulos F, Dolwick MF. Simultaneous temporomandibular joint and orthognathic surgery: the case against. J Oral Maxillofac Surg 2003; 61(10): 1205-6.

［14］Onizawa K, Schmelzeisen R, Vogt S. Alteration of temporomandibular joint symptoms after orthognathic surgery. J Oral Maxillofac Surg 1995; 53(2): 117-21.

［15］Mercuri LG. Internal derangement outcomes reporting. J Oral Maxillofac Surg 2010; 68(6): 1455 [author reply: 1455-6].

［16］Wolford LM, Reiche-Fischel O, Mehra P. Changes in temporomandibular joint dysfunction after orthognathic surgery. J Oral Maxillofac Surg 2003; 61: 655.

［17］Karabouta I, Martis C. The TMJ dysfunction syndrome before and after sagittal split osteotomy of the rami. J Maxillofac Surg 1985; 13: 185.

［18］Magnusson T, Ahlborg G, Finne K, et al. Changes in temporomandibular joint pain and dysfunction after surgical correction of dentofacial deformities. Int J Oral Maxillofac Surg 1984; 15: 707.

［19］Upton G, Scott R, Hayward J. Major maxillomandibular malrelations and temporomandibular joint pain and dysfunction. J Prosthet Dent 1984; 51: 686.

［20］Panula K, Samppi M, Finne K, et al. Effects of orthognathic surgery on temporomandibular joint dysfunction. Int J Oral Maxillofac Surg 2000; 29: 183.

［21］Reiche-Fischel O, Wolford LM. Changes in TMJ dysfunction after orthognathic surgery. J Oral Maxillofac Surg 1996; 54(Suppl 1): 84.

[22] Fuselier C, Wolford LM, Pitta M, et al. Condylar changes after orthognathic surgery with untreated TMJ internal derangement. J Oral Maxillofac Surg 1998; 56(Suppl 1): 61.

[23] Wolford LM. Concomitant temporomandibular joint and orthognathic surgery. J Oral Maxillofac Surg 2003; 61: 1198.

[24] Wolford LM, Cottrell DA, Karras SC. Mitek minianchor in maxillofacial surgery. In: Proceedings of SMST-94, the First International Conference on Shape Memory and Superelastic Technologies. Monterey (CA): MIAS; 1995. p.477.

[25] Wolford LM. Temporomandibular joint devices: treatment factors and outcomes. Oral Surg Oral Med Oral Pathol Oral Radiol Endod 1997; 83: 143.

[26] Downie MJ, Wolford LM, Morales-Ryan CA. Outcome assessment following simultaneous orthognathic and TMJ surgery. J Oral Maxillofac Surg 2001; 59(Suppl 1): 51.

[27] Cardenas L, Wolford LM, Gonçalves J. Mitek anchor in TMJ surgery: positional changes and condylar effects. J Oral Maxillofac Surg 1997; 55(Suppl 1): 14.

[28] Fields T, Cardenas L, Wolford LM. The pull-out strengths of Mitek suture anchors from human cadaver mandibular condyles. J Oral Maxillofac Surg 1997; 55: 483.

[29] Fields T, Franco PF, Wolford LM. The osseous integration of the Mitek mini anchors in the mandibular condyle. J Oral Maxillofac Surg 2001; 59: 1402.

[30] Morales-Ryan CA, Garcia-Morales P, Wolford LM. Idiopathic condylar resorption: outcome assessment of TMJ disc repositioning and orthognathic surgery. J Oral Maxillofac Surg 2002; 60(Suppl 1): 53.

[31] Wolford LM, Mehra P, Reiche-Fischel O, et al. Efficacy of high condylectomy for management of condylar hyperplasia. Am J Orthod Dentofacial Orthop 2002; 121: 136.

[32] Garcia-Morales P, Mehra P, Wolford LM, et al. Efficacy of high condylectomy for management of condylar hyperplasia. J Oral Maxillofac Surg 2001; 59: 106.

[33] Wolford LM, Mehra P, Franco P. Use of conservative condylectomy for treatment of osteochondroma of the mandibular condyle. J Oral Maxillofac Surg 2002; 60: 262.

[34] Wolford LM, Cottrell DA, Henry CH. Sternoclavicular grafts for temporomandibular joint reconstruction. J Oral Maxillofac Surg 1994; 52: 119.

[35] Franco PF, Wolford LW, Talwar RM. Sternoclavicular grafts in congenital and developmental deformities. J Oral Maxillofac Surg 1997; 55: 104.

[36] Wolford LM, Cottrell DA, Henry CH. Temporomandibular joint reconstruction of the complex patients with the Techmedica custom-made total joint prosthesis. J Oral Maxillofac Surg 1994; 52: 2.

[37] Freitas RZ, Mehra P, Wolford LM. Autogenous versus alloplastic TMJ reconstruction in rheumatoidinduced TMJ disease. J Oral Maxillofac Surg 2002; 58: 43.

[38] Mehra P, Wolford LM. Custom-made TMJ reconstruction and simultaneous mandibular advancement in autoimmune/connective tissue diseases. J Oral Maxillofac Surg 2000; 58: 95.

[39] Henry CH, Wolford LM. Treatment outcomes for TMJ reconstruction after Proplast-Teflon implant failures. J Oral Maxillofac Surg 1993; 51: 352.

[40] Wolford LM, Karras SC. Autologous fat transplantation around a temporomandibular joint total joint prosthesis: preliminary treatment outcomes. J Oral Maxillofac Surg 1997; 55: 245.

[41] Karras SC, Wolford LM, Cottrell DA. Concurrent osteochondroma of the mandibular condyle and ipsilateral cranial base resulting in temporomandibular joint ankylosis: report of a case and review of the literature. J Oral Maxillofac Surg 1996; 54: 640.

[42] Wolford LM, Pitta MC, Reiche-Fischel O, et al. TMJ Concepts/Techmedica custom-made TMJ total joint prosthesis: 5-year follow-up. Int J Oral Maxillofac Surg 2003; 32: 268.

[43] Nickerson JW, Boring G. Natural course of osteoarthrosis as it relates to internal derangement of the temporomandibular joint. Oral Maxillofac Surg Clin North Am 1989; 1: 27.

[44] Cutbirth M, Sickels JEV, Thrash WJ. Condylar resorption after bicortical screw fixation of mandibular advancement. J Oral Maxillofac Surg 1998; 56: 178.

[45] Hoppenreijs TJM, Stoelinga PJW, Grace KL, et al. CMG: long-term evaluation of patients with progressive condylar resorption following orthognathic surgery. Int J Oral Maxillofac Surg 1999; 28: 411.

[46] Will LA, West RA. Factors influencing the stability of the sagittal split osteotomy for mandibular advancement. J Oral Maxillofac Surg 1989; 47: 813.

[47] Hwang SJ, Haers PE, Seifert B, et al. Non-surgical risk factors for condylar resorption after orthognathic surgery. J Craniomaxillofac Surg 2004; 32: 103.

[48] Schellhas KP, Piper MA, Omlie M. Facial skeleton remodeling due to temporomandibular joint degeneration. AJNR Am J Neuroradiol 1990; 11: 541.

[49] Schellhas KP. Internal derangement of the temporomandibular joint: radiologic staging with clinical, surgical and pathologic correlation. Magn Reson Imaging 1989; 7: 495.

[50] Kerstens HC, Tuinzing DB, Golding RP, et al. Condylar atrophy and osteoarthrosis after bimaxillary surgery. Oral Surg Oral Med Oral Pathol 1990; 69: 274.

[51] Moore KG, Cooris PJ, Stoelinga PJ. The contributing role of condylar resorption in orthognathic surgery: a retrospective study. J Oral Maxillofac Surg 1991; 49: 448.

[52] DeClercq CA, Neyt LF, Mommaerts MY, et al. Condylar resorption in orthognathic surgery: a retrospective study. Int J Adult Orthodon Orthognath Surg 1994; 9: 233.

[53] Arnett GW, Tamborello JA. Progressive class II development: female idiopathic condylar resorption. Oral Maxillofac Surg Clin North Am 1990; 2: 699.

[54] Crawford JG, Stoelinga PJ, Blijdrop PA, et al. Stability after reoperation for progressive condylar resorption after orthognathic surgery: report of seven cases. J Oral Maxillofac Surg 1994; 52: 460.

[55] Bertram S, Moriggl A, Neunteufel N, et al. Lateral cephalometric analysis of mandibular morphology: discrimination among subjects with and without temporomandibular joint disk displacement and osteoarthrosis. J Oral Rehabil 2012; 39: 93–9.

[56] Chemello PD, Wolford LM, Buschang MS. Occlusal plane alteration in orthognathic surgery, Part II: long-term stability of results. Am J Orthod Dentofacial Orthop 1994; 106: 434.

[57] Satrom KD, Sinclair PM, Wolford LM. The stability of double jaw surgery: a comparison of rigid versus wire fixation. Am J Orthod 1991; 6: 550.

[58] Cottrell DA, Sugimoto RM, Wolford LM, et al. Condylar changes after upward and forward rotation of the maxillomandibular complex. Am J Orthod Dentofacial Orthop 1997; 111: 156.

[59] Cevidanes LHS, Hajati AK, Paniagua B, et al. Quantification of condylar resorption in temporomandibular joint osteoarthritis. Oral Surg Oral Med Oral Pathol Oral Radiol Endod 2010; 110(1): 110–7.

[60] Paniagua B, Cevidanes L, Walker D, et al. Clinical application of SPHARM-PDM to quantify temporomandibular joint osteoarthritis. Comput Med Imaging Graph 2011; 35(5): 345–52.

[61] Angle AD, Rebellato J, Sheats RD. Transverse displacement of the proximal segment after bilateral sagittal split osteotomy advancement and its effect on relapse. J Oral Maxillofac Surg 2007; 65(1): 50–9.

[62] Harris MD, Van Sickels JE, Alder M. Factors influencing condylar position after the bilateral sagittal split osteotomy fixed with bicortical screws. J Oral Maxillofac Surg 1999; 57(6): 650–4 [discussion: 654–5].

[63] Alder ME, Deahl ST, Matteson SR, et al. Short-term changes of condylar position after sagittal split osteotomy for mandibular advancement. Oral Surg Oral Med Oral Pathol Oral Radiol Endod 1999; 87(2): 159–65.

[64] Carvalho FD, Cevidanes LH, da Motta AT, et al. Three-dimensional assessment of mandibular advancement 1 year after surgery. Am J Orthod Dentofacial Orthop 2010; 137(Suppl 4): S53.e1–12 [discussion: S53–5].

[65] Motta AT, Cevidanes LH, Carvalho FA, et al. Threedimensional regional displacements after mandibular advancement surgery: one year of follow-up. J Oral Maxillofac Surg 2011; 69(5): 1447–57.

[66] Cevidanes LH, Bailey LJ, Tucker GR, et al. Superimposition of 3D cone-beam CT models of orthognathic surgery patients. Dentomaxillofac Radiol 2005; 34(6): 369–75.

[67] Schilling J, Gomes LC, Benavides E, et al. Regional 3D superimposition to assess temporomandibular joint condylar morphology. Dentomaxillofac Radiol 2014; 43(1): 20130273.

[68] Annandale T. On displacement of the interarticular cartilage of the lower jaw and its treatment by operation. Lancet 1887; 1: 411–2.

[69] Wilkes CH. Arthrography of the temporomandibular joint in patients with TMJ pain dysfunction syndrome. Minn Med 1978; 61: 645.

[70] Wilkes CH. Structural and functional alterations of the temporomandibular joint. Northwest Dent 1978; 57: 287–90.

[71] Anderson DM, Sinclair PM, McBride KM. A clinical evaluation of temporomandibular joint plication surgery. Am J Orthod Dentofacial Orthop 1991; 100: 156–62.

[72] Cottrell DA, Wolford LM. The Mitek mini anchor in maxillofacial surgery. J Oral Maxillofac Surg Educ Summ Outlines 1993; 57(3): 150.

[73] Dolwick MF, Nitzan DW. The role of disc-repositioning surgery for internal derangements of the temporomandibular joint. Oral Maxillofac Surg Clin North Am 1994; 6: 271–5.

[74] Kerstens HC, Tuinzing DB, Van Der Kwast WA. Eminectomy and discoplasty for correction of the displaced temporomandibular joint disc. J Oral Maxillofac Surg 1989; 47: 150–4.

[75] McCarty WL, Farrar WB. Surgery for internal derangement's of the temporomandibular joint. J Prosthet Dent 1979; 42: 191–6.

[76] Walker RV, Kalamchi S. A surgical technique for the management of internal derangement of the temporomandibular joint. J Oral Maxillofac Surg 1987; 45: 299–305.

[77] Weinberg S, Cousens G. Meniscocondylar plication: a modified operation for surgical repositioning of the ectopic temporomandibular joint meniscus. Oral Surg Oral Med Oral Pathol 1987; 63: 393.

[78] Santos GS, Nogueira LM, Sonoda CK, et al. Using endaural approach for temporomandibular joint access. J Craniofac Surg 2014; 25(3): 1142–3.

[79] Ruíz CA, Guerrero JS. A new modified endaural approach for access to the temporomandibular joint. Br J Oral Maxillofac Surg 2001; 39: 371–3.

[80] Dolwick MF, Kretzschmar DP. Morbidity associated with the preauricular and perimeatal approaches to the temporomandibular joint. J Oral Maxillofac Surg 1982; 40: 699–700.

[81] Al-Kayat A, Bramley P. A modified pre-auricular approach to the temporomandibular joint and malar arch. Br J Oral Surg 1979; 17: 91–103.

[82] Hoffman DC, Sansevere JJ. Anewmethod of TMJ disc stabilization during open joint surgery. J Oral Maxillofac Surg Educ Summ Outlines 1993; 51(3): 149.

[83] Tarro AW. TMJ arthroscopic diagnosis and surgery: clinical experience with 152 cases over a 2 year period. Cranio 1991; 9(2): 108−19.

[84] Yang CI, Cai XY, Chen MJ, et al. New arthroscopic disc repositioning and suturing technique for treating an anteriorly displaced disc of the temporomandibular joint: part I−technique introduction. Int J Oral Maxillofac Surg 2012; 41(9): 1058−63. http://dx.doi. org/10.1016/j.ijom.2012.05.025.

[85] Zhang SY, Liu XM, Yang C, et al. New arthroscopic disc repositioning and suturing technique for treating internal derangement of the temporomandibular joint:

part II−magnetic resonance imaging evaluation. J Oral Maxillofac Surg 2010; 68(8): 1813−7. http://dx.doi.org/10.1016/j.joms.2009.08.012.

[86] Ingawalé S, Goswami T. Temporomandibular joint: disorders, treatments, and biomechanics. Ann Biomed Eng 2009; 37(5): 976−96. http://dx.doi.org/10.1007/s10439−009−9659−4.

[87] Obrist J, Genelin F, Neureiter H. Bankart operation with the Mitek anchor system. Unfallchirugie 1991; 17: 208−13.

[88] Pederson B, Tesoro D, Weetheimer SJ, et al. Mitek anchor system—a new technique for tenodesis and ligamentous repair of the foot and ankle. J Foot Surg 1991; 30: 48−52.

8 颞下颌关节手术并发症
Complications of TMJ Surgery

David Hoffman, DDS

Leann Puig, DMD

张善勇，甄锦泽　译

关键词

- TMJ 手术
- TMJ 手术并发症
- TMJ 手术感染
- 颌内动脉出血
- TMJ 神经损伤

要点

- 颞下颌关节（TMJ）手术的并发症较为常见，即使是最好的外科医生，也很难完全避免出现并发症。
- 现有的研究显示，即使外科医生或患者做了周全的准备，出血、感染或假体植入失败等并发症也难以完全避免。
- 大多数情况下，TMJ 手术可顺利完成，且并发症较少。
- 关节镜手术大大降低了术后不良后果的发生，且疗效较为稳定。
- 简化关节成形术的操作流程不仅可提高手术疗效，改善术后稳定性，同时也降低了并发症的发生率。

引　言

颞下颌关节（temporomandibular joint, TMJ）手术并发症不仅包括真正意义上的并发症，也包含术后不良反应。本文目的在于探讨与 TMJ 手术直接相关的并发症，而非 TMJ 手术的疗效。并发症是影响手术成功率的主要原因，以下 3 种手术过程中最有可能出现并发症：

- 关节镜手术。
- 关节成形术。
- 全关节置换术。

虽然以上 3 类手术分别代表了 TMJ 外科技术的三大板块，其并发症的发生率各不相同，且严重程度逐级增加。

一般而言，可将并发症分为以下几类：

（1）解剖相关的并发症。

（2）神经血管相关的并发症。

（3）感染相关的并发症。

（4）自身免疫疾病相关的并发症。

（5）生物力学相关的并发症。

如何避免邻近解剖结构损伤是各类TMJ手术的主要关注点。感染是第二重要的并发症（在以上3类手术中的占比约为2%），尽管很罕见，但一旦出现，将对患者产生灾难性的后果。鉴于目前关于TMJ手术感染的相关文献报道较少，骨科文献已成为比较研究的参考标准。虽然过敏反应或植入物断裂较为罕见，但一旦出现，也可导致严重后果。

对TMJ解剖结构的认识有助于更好地理解并发症。TMJ周围环绕着一系列神经结构，包括三叉神经和面神经，以及颌内和颞浅动脉的分支（图8-1和图8-2）。此外，TMJ与颅底关系密切，其关节窝的顶部即颅中窝，因此损伤关节周围的骨性结构可引起颅内血肿或脑脊液漏。作为关节周围

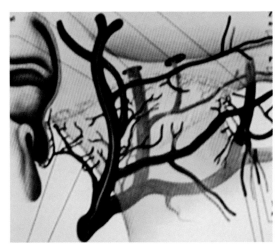

图8-2　颞下颌关节髁突周围的血管（引自 Quinn PD. Color atlas of temporomandibular joint surgery. philadelphia: Mosby; 1998 ）。

的主要血管之一，颌内动脉位于关节内侧，在术中出血风险较高，且难以结扎。对于大多数经历过颌内动脉出血的外科医生来说，对血管进行分离和结扎是较为理想的解决方案；但是，如果术中难以分离和结扎，应进行填塞或栓塞止血。由于毗邻耳部解剖结构，出血可造成或加重外耳道、鼓膜或中耳的损伤。此外，腮腺紧贴于关节的下方，也存在一定的损伤风险。

严谨的手术方案、精湛的手术技巧和及时发现并治疗并发症，是降低TMJ手术并发症发生率最为有效的方法。随着三维重建、计算机断层扫描（CT）动脉造影和MRI的陆续问世，使得外科医生更加容易对术中可能出现的问题进行预判，以避免问题的发生，并有计划地进行治疗。例如，若CT动脉造影（CTA）显示关节强直的组织内存在动脉走行，可在术前或术中使用介入的手段进行选择性栓塞，以尽可能降低和消除术中出血。这只是借助相关技术和影像学手段保障TMJ手术安全的众多方法之一。

导航手术是适用于复杂TMJ外科（如

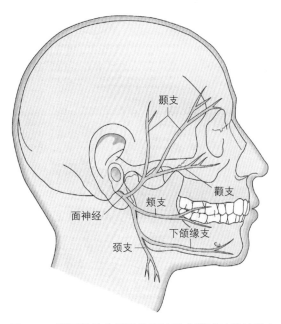

图8-1　颞下颌关节周围的面神经（第Ⅶ对脑神经）（引自 Quinn PD. Color atlas of temporomandibular joint surgery. philadelphia: Mosby; 1998 ）。

关节强直）的另一技术。该技术虽然是为了神经外科手术或耳鼻喉科手术而研发的，但可直接应用于 TMJ 手术。应用此技术时，外科手术探针可使外科医生在术中通过计算机轴向断层扫描（CAT）识别它们的位置，有助于手术的进行。目前，Brain Lab、Stryker 和 Medtronics（图 8-3）等公司均支持该项技术，并各自具有颌面部的专用部件。

另一类可能的 TMJ 手术并发症与功能和咬合相关，虽然关节镜检查对咬合关系仅存在轻微、暂时的影响，但对关节功能的影响较大。另外 2 种手术（关节成形术和全关节置换术）对关节结构的影响更大，故可直接影响咬合功能。因此，TMJ 手术导致的术后咬合紊乱也应视为并发症之一。例如，如果咬合位置不正，则会严重影响全关节置换的效果。此外，在 TMJ 切除术后如不能保持稳定的咬合，则易导致咬合紊乱。

在某些情况下，TMJ 手术并发症与颌面解剖结构直接相关。虽然 TMJ 与其他关节结构具有相似性，但咬合功能是 TMJ 所特有的。另一方面，TMJ 术后感染的发生与其他骨科手术类似，因此可从中借鉴。Vallerand 和 Dolwick[1] 在 1990 年回顾了 TMJ 手术并发症，当时，TMJ 关节镜刚刚兴起，且由于聚四氟乙烯（Proplast）产生的不良后果，人工关节置换术的发展处于停滞阶段。Kieth[2] 在 2003 年发表了一篇类

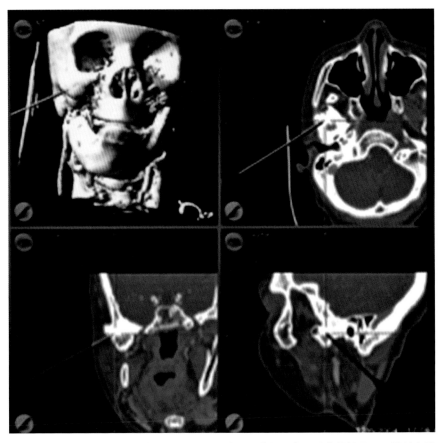

图 8-3　在颞下颌关节强直病例中，影像学引导下进行手术。手术探针显示了探针在关节中的位置。

似的综述，其中包含大量关节镜及新一代全
关节假体术后的随访数据。

关节镜手术

关节镜手术可能是对于颌面外科医生而
言操作最为安全的手术之一，即从前部或后
部穿刺套管，将直径 1.9 mm 或更细的关节
镜置入 TMJ 中。直径 2.3 mm 的关节镜可与
直径约 3 mm 的手术器械（使用或不使用套
管）相搭配。关节镜手术类似于单针法穿刺
术，应用 18 号针头作为回流出口，也可使
用多穿刺位点进行更复杂的手术，或实施成
三角技术（使用一个穿刺点放置关节镜，第
二个穿刺点放置手术器械）。关节镜手术器
械包括镊子、穿刺针、射频消融器械和激光
装置。此类基于多穿刺点或成三角技术的关
节镜手术，可能存在器械断裂相关的并发
症。在插入器械之前应仔细检查，如果有任
何的操作困难或潜在的断裂风险，则应更换
为新的仪器。如果器械已断裂，外科医生可
通过关节镜将其取出，或及时进行开放性手
术。所幸的是，TMJ 手术很少发生器械断
裂的情况，几乎没有相关文献报道。

耳部损伤是关节镜最严重的并发症。常
规是将在耳屏外眦线前方约 10 mm 置入关
节镜，术中放置套管是避免外耳或中耳结
构损伤的关键操作。后方套管应始终与前方
套管成一定角度。当患者处于仰卧位，头部
转向 90° 侧卧与地面平行，可最大限度避免
套管或内镜误插入耳道（图 8-4）。尽管耳
屏外眦线前 10 mm、20 mm 和 30 mm 是关
节窝位置和轮廓的较好标志点，但是外科医
生需要通过触诊明确关节窝的边缘进行穿
刺。为了避免器械不小心进入耳部结构并造
成并发症，外科医生首先必须确保将套管放

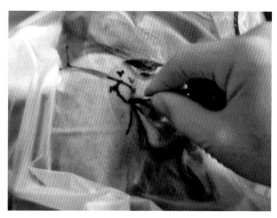

图 8-4　关节镜后方穿刺位点。注意，内镜位于关节
窝边缘下方的凹陷处，方向向前。

入关节腔后，及时放置关节镜。这要求触觉
与视觉的完美结合，并感受内镜在关节腔内
的移动。如果未能实现这两步操作，外科医
生必须重新穿刺并确保套管或关节镜进入适
当位置。一旦成功，就应建立回流系统，以
实现进一步检查。目前已有一些关节镜耳部
损伤相关的文献报道，多数是小问题或暂
时问题，仅不到 1% 的病例出现听力下降等
情况[3, 4]。

神经损伤

关节手术中，面神经是另一重要的解
剖结构。了解 TMJ 周围的面神经解剖结构
是所有 TMJ 手术成功的关键。经典文献指
出距耳屏前 0.8～1.8 mm、距关节窝下方约
10 mm 的位置是手术安全区域。在关节镜手
术中，沿后方穿刺点放置关节镜非常安全，
用套管针钝性分离对神经造成损伤的概率很
小。如果术中使用多点穿刺，第二个穿刺点
应位于在耳屏前方 25～35 mm 处，通常位
于面神经前方。因此，器械放置的过程对面
部神经损伤的可能性较小。然而，无意中造
成的出血、术后瘢痕或异常移动可导致面神
经损伤。

二叉神经，特别是下颌神经，也可能在关节镜手术中受损。由于神经距离手术区域较远，术后肿胀通常是导致下唇或牙齿麻木的主要原因。周围组织液体外渗也可能导致三叉神经或面神经出现短暂损伤。

关节周围的神经损伤通常与暂时性水肿有关，如果存在永久性神经损伤，则可能是颧支或颞支损伤，可通过对侧肉毒素注射进行治疗，若是永久性损伤，也可在上睑中植入金片来治疗。笔者还发现 2 例患者出现术后咬肌神经损伤伴继发性无力，其中 1 例完全康复，另 1 例出现永久性功能障碍和肌肉萎缩。

关节镜检查中还可能不慎损伤颅底，术中提高警觉性可避免这个风险，如果术者在术前做到对关节本身各项测量参数了如指掌，则损伤内侧结构的可能性非常小。大多数关节的宽度都在 25 mm 左右，时刻注意套管针插入深度基本可以避免这种损伤。患者组织厚度各不相同，但根据 McCain 的描述，皮肤距离内侧颅底约 50 mm[4-6]。目前尚无文献对颅中窝损伤进行过报道，但毫无疑问，在关节腔中谨慎操作是最重要的。

关节结构损伤是一种潜在的并发症。简单的松解和灌洗术或药物注射，发生并发症的概率可忽略不计。关节内注射类固醇存在争议，部分专家认为，单一注射类固醇可能促进退行性关节病变的发展。另一方面，关节腔中注射类固醇通常用于骨科其他关节的治疗，文献没有证明在关节腔中单一使用类固醇存在问题。有学者甚至建议患者在关节损伤时即开始使用类固醇，以改善关节功能。在大多数情况下，手术对关节结构（滑膜、关节盘或内侧韧带）的损伤非常小，且愈合能力强。目前还没有关于外科医生术中造成 TMJ 永久性医源性损伤的报道。

某些情况下，关节腔过于狭窄，术野不清，外科医生无法确定器械在关节腔中的位置。在此情况下，可以自行决定是否停止手术，或改行开放性手术。

关节腔术野不清时，外科医生也可能会因方向不明而误入关节前方的区域，如下颌切迹，并且可能造成颌内动脉的损伤和出血（图 8-5 和图 8-6），导致一系列问题。

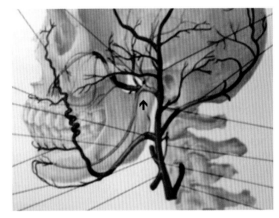

图 8-5　髁突内侧的颌内动脉（箭头）（引自 Quinn PD. Color atlas of temporomandibular joint surgery. philadelphia: Mosby; 1998 ）。

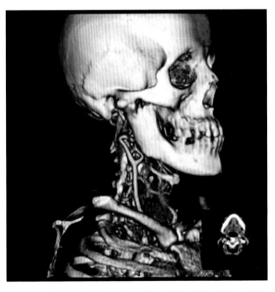

图 8-6　计算机断层扫描动脉造影显示关节强直周围的血管。

关节镜手术中，粘连松解和灌洗术时可偶有活动性出血，但患者处于闭口位时出血可减轻，且尚无报道明确指出出血是关节镜手术的风险之一。关节腔积血可能是危害关节术后功能的一个原因。出血多发生在穿刺点附近，且可通过缝合轻松止血。若缺乏 TMJ 影像学检查，术前未诊断出关节强直的情况下进行关节镜手术，则可能因关节间隙不足而引起上述的一些严重并发症。

患者症状的严重程度通常与手术难度呈正相关。患者对术式的选择可影响手术并发症的发生，本文并不对此进行探讨。但已有多个病例报告[7-9]指出，关节镜术后出现动静脉瘘伴心律失常的可能性。

总的来说，TMJ 关节镜手术是一种安全且风险较低的手术，神经损伤并发症的发生率极低[10]。近 10 年来，笔者团队对关节镜术后感染的发生率进行统计，约为 1%，且通常发生于多穿刺点进行盘缝合的关节镜手术。笔者团队对此类感染的患者检查发现，6 例术后感染的患者，其中 2 例为缝线处感染，其他均为患者自身免疫缺陷所致。这与骨科文献[11-13]中所报道的感染发生率基本一致（约 1%）。显然，对于任何外科手术而言，对患者的选择都是十分重要的，若患者免疫功能低下，则大大增加了感染的发生率及持续时间。

作为最常见的并发症，术后疼痛可发生于许多患者，本文并不对此进行讨论。然而，需对术前存在慢性疼痛的患者进行谨慎的评估和选择。

关节镜术中也可发生关节肿胀，主要原因是对关节内的液体缺乏适当的引流。若医生过于依赖吸引器，则更易出现此问题。另外，如果术中助手通过回流系统引流液体，而外科医生并未观察到足够的液体流出，则

也可能出现术后关节肿胀。周围组织肿胀对关节造成压迫，影响了医生的操作空间。关节内侧的严重肿胀也可引起组织移位，并存在潜在的气道阻塞风险。尽管有文献已对此类并发症进行报道，但它并不属于常见风险。因此术中应避免发生关节肿胀，若出现肿胀，则需立即停止关节镜手术以保护患者[14, 15]。

颞下颌关节成形术

TMJ 开放关节成形术需做开放性切口，最常使用的是耳前切口。各种 TMJ 成形术均存在相似的潜在并发症，包括对邻近结构的损伤（如神经、血管、耳、腮腺、颅底和颅中窝）、感染、继发性疾病（如关节强直、功能障碍和术后疼痛）。TMD、退行性病变、关节肿瘤、关节强直或全关节置换术，可出现相似并发症。

神经损伤

术中可能产生三叉神经和面神经损伤。手术应在解剖相对安全区域进行，这在本书其他部分已进行描述。面神经损伤是该手术的潜在并发症，并且在二次手术患者中风险明显增加。其损伤可暂时 / 永久，多是由于暴露关节时过度牵拉或切断神经，神经检测仪有助于避免上述问题。

神经损伤的治疗

治疗方法与关节镜损伤时相同，如果观察到颞支无力，可应用美容治疗，如使用额部皮肤提紧术或对邻侧注入肉毒素以增强对称性。眼睑无法闭合很难根治，但在上睑中放置金片可在一定程度上掩饰症状。

术中损伤三叉神经下颌支的可能性较

小，但确有患者诉该区域术后暂时性麻木，可能是由于肿胀压迫关节囊以外的组织（如下牙槽神经）所引起[2, 16]。

感染

根据不同作者及相关骨科文献报道，关节成形术后感染比例为 1%～2%。理论上，存在 3 种感染发生途径：术中邻近组织的某些菌群导致（如外耳或头皮）、免疫缺陷患者、机会性感染。局部感染的患者可能在术前或术后发生伤口污染。例如，图 8-7 的患者术后对胶带过敏，从而继发感染，并在关节周围检测出葡萄球菌。由于关节腔内和周围细菌的浓度增加，导致关节发生二次感染，此感染也称为急性感染，通常可使用抗生素和关节灌洗进行治疗。由于不存在异物（除 Mitek 锚固钉或锚固线），关节成形术后的感染通常可通过术后积极的护理、换药进行控制。

据报道，心理问题可能导致难治性感染，这些患者的细菌培养中不太可能发现菌群。药物成瘾者容易发生关节感染，常表现为波状热。发生隐匿性关节感染时，在关节周围首先出现疼痛、肿胀和炎症反应。常持续几周才发现胀肿破溃和渗出。当然，如果关节成形术后出现肿胀、淋巴结肿大和水肿等，则应考虑感染，及时进行骨扫描和血液学检查、观察 C 反应蛋白和血沉的情况。

关节手术的感染一般可分为急性、亚急性和慢性。积极的伤口护理和抗生素应用有助于控制急性感染。亚急性感染定义为在术后第一年发生的感染。慢性感染通常在手术后发生并且长期存在。如果使用异体材料，尽管不存在排异反应，人工材料表面的微生物也可导致慢性感染。在任何一种情况下，如果关节已进行自体移植，必须考虑到移植物可能已被污染且需要移除。关节的慢性感染可引起关节内的慢性骨髓炎，甚至扩散至邻近结构，引起颅底和关节窝的骨髓炎。关节感染也可通过瘘管进入外耳道，由于该处感染既可能来源于外耳道，也可能来源于关节，因此在没有异物的情况下，很难确定感染原。如果有异物，关节的可能性更大。

Mitek 锚固钉是关节成形术中最常见的植入物。目前尚无文献表明，Mitek 锚固钉比脂肪移植的感染率高；其他自体移植物也可携带潜在污染物，如使用脐周脂肪时，应该仔细处理，因为它靠近脐部，该区域相对不清洁，应该进行充分的无菌准备[2, 12, 13]。

邻近结构损伤

分为术中直接损伤和由于出血或感染所致的继发损伤。如果存在与关节相关的听力损伤，则可造成严重影响。术中应在外耳道前方小心操作，避免出血或中耳、听小骨、耳前软骨等结构的损伤。

如果手术向内过深，则可引起颅底受损。瘢痕组织和强直骨球也可穿透内侧关节囊并造成内侧组织损伤。髁颈内侧有颌内动

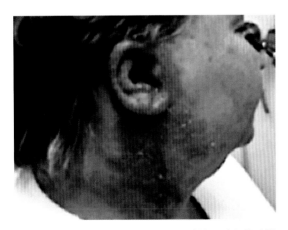

图 8-7 全关节假体置换术后胶带过敏，引发的过敏反应导致皮肤感染，进一步扩散到关节。

脉，在本书的其他部分已进行详细讨论。

血管损伤

出血和神经损伤通常同时出现，电凝止血时，可损伤附近神经。TMJ 术中出血多可通过手术操作来控制。颌内动脉损伤相对严重，这在全关节置换术的部分进行了详细讨论。

Frey 综合征

Frey 综合征或味觉性出汗综合征，是腮腺手术和 TMJ 手术的并发症。它是由面部周围交感神经和副交感神经融合所引起的。治疗包括使用肉毒素和（或）在受影响区域的皮肤下放置补片。

关节盘切除术

关节盘切除（伴或不伴移植物）已成为 TMJ 手术的标准术式；主要并发症是髁突退变加重。笔者在美国口腔颌面外科学大会上发表了一篇论文，讨论了关节盘切除术部分患者同期脂肪移植的术后效果。值得注意的是，至少有 50% 患者病情加重，需要全关节置换。

多次手术的患者

由于疾病进展或异位骨形成，关节成形术患者可能需要进行多次手术。这种情况是否应归为并发症仍存在争议。外科医生在方案设计时应考虑尽量避免多次手术，以免引起慢性疼痛。

人工植入物

历史上出现过不同的关节盘移植物或替代物，包括 Teflon/Proplast 植入物和硅胶片，这些材料容易断裂并引起异物巨细胞反应。金属关节窝植入物曾被投入使用并避免了这一问题，但该植入物尚未获得广泛认可，且目前无法使用。所有可植入的材料都存在感染、不稳定和宿主免疫反应的风险[17, 18]。

TMJ 手术作为一种技术性高的手术，需综合考虑手术细节、术前方案和患者期望。手术风险客观存在，即使最好的外科医生也会遇到，充分准备是规避风险的关键。

全关节置换术

本文所讨论的 3 种外科手术中，全关节置换术可能是难度和要求最高的一种手术。定制型假体和标准型假体的手术过程基本一致，并发症相似。本文目的并非比较不同假体间的差别。由于全关节置换术需将人工假体置入体内，因此外科手术的无菌原则至关重要。全关节置换术产生 2 个手术切口，第一切口为耳前切口，第二切口为颌后或颌下切口，以上切口均与面神经和相关血管组织邻近。既往文献对该切口进行过清晰的阐述，术中应尤其注意保护面神经，可使用面神经监测仪。

全关节置换术前，外科医生需投入大量时间参与设计。通常需获得详细的 CT 数据，并且在术前制订最优手术方案。尤其是对于关节强直患者，应在术前明确强直程度和骨周围血管分布情况。使用 CT 血管造影（CT angiography，CTA），可以明确术区解剖结构，判定异常改变。

神经损伤

如前所述，面神经位于术区内，耳前入路、颌后或颌下入路均可能伤及面神经。任何一个分支的损伤都可由神经断裂或过度牵拉所致。术中神经过度牵拉，功能通常可恢复，但若术中神经断裂，则可能发生永久性功能损伤。与 TMJ 关节成形术不同，该手术有可能在下颌后方或下颌下方切口处损伤面神经的分支，除面神经总干外，同时，耳前切口可能会造成颧支或颞支损伤。理论上，该手术可能造成面神经所有 5 个分支的损伤，造成完全性面神经麻痹，但事实上这种情况基本不会发生。再次强调，精湛的手术技术和面神经监测仪将有助于避免神经损伤，术中可以与麻醉师沟通尽可能不使用肌松，以便进行测试[16]。

电凝止血时，周围组织导电可能导致神经损伤，使用科罗拉多针或双极电凝可最大限度避免。此外，如果发生出血，特别是在耳前入路切口的下方，尝试使用局部注射副肾素盐水可能更安全，并且对于少量的出血可用可吸收缝线来代替电凝，电凝可能波及神经造成损伤。

一般而言，与 TMJ 全关节置换术相关的并发症可分为术中并发症或术后并发症。出血和神经损伤均属于术中并发症。

螺钉拧入下牙槽神经管，或术中捅破关节内侧进入颅底，均可能造成三叉神经损伤，卵圆孔位于关节窝内侧，因此可能受损。这种损伤可能是永久性或暂时性的。在笔者进行的约 250 例 TMJ 全关节置换术中，下牙槽神经损伤率很小，即使出现，也多是由于螺钉不可避免地进入神经管所致。在逆时针旋转角度较大的情况下，下颌骨向前移动，下牙槽神经受到牵拉，造成暂时性或永久性损伤。

定制型关节可通过个性化设计使螺钉固定于下牙槽管神经管的后方，从而将手术损伤降低至最小。

出血

在全关节置换术中，损伤手术区域的一些主要血管可能引发术中出血，包括颌内动脉、颞浅动脉、咬肌动脉和颌外动脉，相关静脉也可受损。此外，由于剥离和切断肌肉，尤其是咬肌、翼内肌和翼外肌，可能会有大量的渗出。

关节强直术中，乙状切迹下方大量去骨，或切除冠突的过程中，可能不慎损伤咬肌动脉。了解血管解剖结构、良好地剥离软组织可最大限度地减少术中出血。当接近软硬组织交界处时，一些外科医生喜欢使用超声骨刀，认为这一操作可以减少出血。

在 TMJ 手术中，可能受损的血管中最重要的是颌内动脉，其走行于髁颈后、平下颌切迹上方（图 8-5）。在大多数情况下，可以在髁突后方或内侧放置器械进行保护。颌内动脉难以结扎，尤其是在关节强直的情况下，因此术中颌内动脉一旦出血，将造成严重威胁。文献表明，颌内动脉来源于颈外动脉，将其结扎后，邻近部位血液逆灌注，将继续出血。然而，既往的经验表明，结扎动脉或分支有助于止血。关节强直的情况下，外科医生可做出精细的术前方案，在手术前 1 天或 2 天栓塞动脉。另一方法是在手术期间暴露颈外动脉的分支，一旦发生出血，则立即栓塞（图 8-8 和图 8-9）。

术中应备好止血材料，如凝血酶或纤维蛋白相关的药物，可根据需要进行填塞止血。

邻近结构损伤

术中邻近结构损伤是最为常见的并发症之一。TMJ 手术与关节置换术中有 3 个围绕髁突的重要解剖区域：耳相关结构、关节内侧解剖结构（尤其是颅底）以及关节窝上

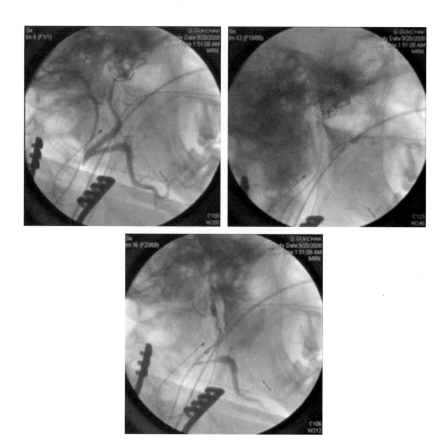

图 8-8　颞下颌关节手术中颌内动脉出血进行栓塞。

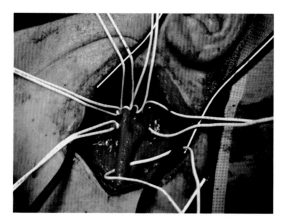

图 8-9　颌内动脉出血的病例，暴露的颈外动脉的分支和颌内动脉。

关解剖区域，影像学指导手术、精细解剖可降低邻近结构损伤的风险。虽然对于关节强直，术中可能超过关节囊的内侧，但尚无颅底相关并发症的报道。当然，为了获取足够的假体安放空间，在避开内侧重要解剖结构的情况下，可破坏一部分颅底结构（图 8-2）。如果医生判断失误或强直侵犯至耳道，或过度使用凿子和锤子等器械，都可造成耳道损伤。在截除耳道附近的强直骨球时，医生应参考周围解剖结构。术中耳道损伤相对罕见。

关节窝顶部穿孔将导致颅内的大脑顶叶暴露。在这种情况下，如果硬脑膜完整，则问题相对较轻。如果出现脑脊液漏或穿孔较大，则需神经外科会诊并可能需要进行修

方处。术中应对以上区域仔细操作，以减少并发症发生。

术前 CT 可确定肿瘤或强直等疾病的相

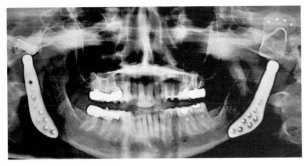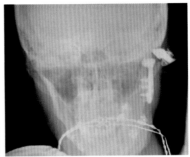

图 8-10　左侧关节窝假体移位。

补，可使用骨移植物、硬脑膜补片或假体等作为修补材料，并择期安排手术。但假体等人工植入物可能增加颅内感染的风险。然而，对于神经外科手术使用人工材料修补颅骨的情况并不罕见，TMJ 可作为另外一种手术入路。虽然目前没有文献报道这个问题，但笔者已经见过一些相关的临床病例和报道。对于关节窝顶部损伤的情况，感染始终是一个重点关注的内容。

假体错位

多种临床操作可能导致假体错位。在下颌假体和关节窝假体就位以前，必须达到良好的终末咬合关系。建议在术中进行仔细检查，因为一旦发生错误，将导致手术重做。在很多情况下，由于术中需要大量的牵拉，且以往手术中所产生的大量瘢痕使得下颌骨就位存在相当大的难度，此时应保持稳定的咬合关系。外科医生应在术中应用各种手段检查咬合关系，尤其在放置螺钉之前，或颌间固定拆除之前。第二种可能性是髁突假体位置不佳，即使拆除颌间固定后咬合关系稳定，假体也会回到错误的位置。在固定过程中，应准确放置髁突假体。关节窝也应精准就位，以防止术后可能的滑动（图 8-10）。

另外，手术可能存在假体脱位的风险，可发生于术中、拔管时或术后严重恶心呕吐

所致的关节过度运动。术后康复期间也可发生脱位，但相比术后早期较为罕见。术后脱位最常发生于翼内肌和翼外肌均被剥离的情况，此时缺少约束下颌的肌肉（图 8-11）。术者应在固定前、后和关创后反复确认髁突处于后上位。术者应检查髁突的动度，观察其是否容易脱位，在容易脱位的情况下，应进行颌间钢丝或橡皮圈固定。

根据咬合紊乱可以很容易地发现髁突脱位，并且可以在镇静下进行复位，然后进行短期颌间牵引，或者在最极端的情况下，必须进行重新手术以精确安放假体。

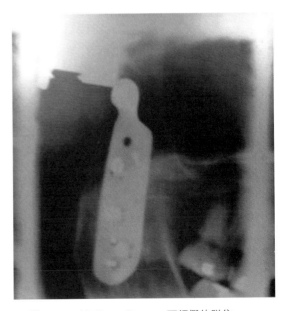

图 8-11　Hoffman Pappas 下颌假体脱位。

感染

术后感染是最严重的并发症。感染可分为急性、亚急性或慢性。在急性期，可以用抗生素治疗或打开关节进行冲洗。在慢性阶段，必须立刻移除植入物，尤其是被微生物感染的关节窝。亚急性阶段的感染表现各不相同，在急性期，笔者通过移除关节窝假体，在术中对髁突假体进行彻底消毒以清除感染。实际过程中，发现对大多数患者而言，关节窝假体的表面是光滑且可以通过聚维酮碘等杀菌剂进行清洗的。然而，若感染扩散至髁突升支区域，则可通过临床和影像学检查进行确定。CT或骨扫描下可以通过脓液聚集伴随的高密度信号进行诊断。如果存在争议，术者应该移除假体并放置某种临时材料以维持空间。笔者习惯在移除假体后，使用甲基丙烯酸甲酯与妥布霉素组合以治疗感染，许多情况下仅移除关节窝。二次手术或脂肪移植后感染的发生率较高，鉴于此原因，笔者对于二次手术的患者不进行脂肪移植术。在大部分情况下，目前尚无证据表明存在进一步感染的风险[19-22]。

美国口腔颌面外科大会摘要中展示了在史坦顿岛大学医院进行的一项研究，该研究报道的感染率为2%～3%，低于骨科文献的报道（3%～5%）。根据感染的具体情况，可取出部分或全部的假体。对于任何一种情况，静脉注射抗生素6周和传染病科会诊是十分重要的。已有文献报道，假体表面微生物是感染的重要原因[23]；其他原因还包括免疫缺陷的患者和静脉内药物所致。对于口腔科手术中预防性应用抗生素仍存在争论，但由于髁突假体感染与各类口腔感染存在相似性，在牙齿或皮肤无明显感染时，采取与骨科相同的预防措施是较为明智的。

当患者排除感染风险后，可进行全关节或关节窝部分置换术。红细胞沉降率、白细胞计数和C反应蛋白水平都可有效应用于感染的评价。

笔者曾遇到外耳道和关节之间继发感染导致瘘管的情况，对该2例患者均行关节窝移除，其中1例移除了整个关节假体。虽然感染原因尚不清楚，但都已再次手术。

假体松动

植入后的关节假体通常较为稳定，大多数全关节假体至少含有6～8个螺钉。生物医学工程学界对固定下颌假体所需的螺钉总数仍存在争议，部分学者认为少于5个螺钉即可实现稳定固位，某些类型的微型锁螺钉有助于避免假体微动，以防止螺钉松动，因此寻找一种可将假体与下颌骨稳定结合并固位的方式显得尤为重要。对于标准型假体，需对颌骨进行修整以使假体与骨面之间形成平面接触。定制型假体可避免这一问题，但如果术中未精确放置假体，则可导致骨面接触不稳定。文献表明，只要关节假体与骨面存在三点稳定结构且无摆动，则即使界面之间存在小的间隙，也不会导致严重后果。当螺钉松动且骨量不足时，关节窝可能有术后移位的风险。关节窝移位与螺钉松动常同时出现，且难以确定相互间的因果关系。假体移位和螺钉松动的原因包括感染、创伤或假体错位，尤其是骨质较薄且存在假体微动时，螺钉更易松动。需再次强调的是，定制型假体具有更好的匹配度，而标准型假体需至少保持假体与骨面间的三点稳定性。术后应常规让患者进行影像学检查，由于聚乙烯在成像时通常不显影，因此髁突假体和关节窝假体之间存在间隙，经验较少的外科医生可能会误以为假体位置存在异常。

在使用Biomet假体的非金属关节窝时，

聚乙烯关节窝假体直接出螺钉固定。固定在关节窝头端的螺钉的微动可导致聚乙烯颗粒的产生，此情况已在髋关节假体的相关文献中进行报道。尽管对于 Biomet 假体来说，聚乙烯颗粒的存在似乎已成为一个长期存在的问题，但 Biomet 假体较金属关节窝并无更加明显的位移倾向。

与聚乙烯关节窝类似，金属假体同样存在颗粒磨损的潜在问题，但目前尚无文献报道。

除了假体的移位之外，还存在假体部件断裂的可能。当使用钴铬合金用作髁突头部件材料时，可出现疲劳和断裂。断裂的情况较为少见，目前只有零星的报道（图 8-12）。

材料过敏反应

术后可能发生对镍或钛等异物的过敏反应。对金属过敏的患者，可以由专科医生对其进行金属过敏测试，也可通过公司提供的材料进行皮肤接触测试。尽管目前对于金属过敏尚存有争议，但已知存在金属过敏史的患者不建议进行人工关节置换。

复发性骨形成

强直复发始终是关节强直患者（纤维性、纤维骨性或骨性强直）关注的重点。一般的外科手术原则是尽可能地创造间隙，在此情况下即使有异位骨形成，也难以使下颌骨与颅底相连接。脂肪移植以及扩大切除术的应用可最大限度减少此类并发症的发生。尚无对照性研究证实术中必须行脂肪移植，但该领域的大多数顶尖专家常规进行这一操作。在大部分情况下，对于关节强直患者，需进行扩大骨截除术，以尽可能降低复发可能性。另外，对骨膜进行仔细处理可有效避免纤维骨性愈合的发生。

术后低剂量放疗和使用如吲哚美辛及羟乙膦酸钠等药物可有效减少此类并发症的发生。

除了尽可能减少强直复发，也需保证患者术后具有良好的关节活动度。在这种情况下，冠突切除有助于提高术后开口度。术后物理治疗（尤其是患者进行长期自我康复训练）似乎也对此有益。

如果关节强直复发，有时可再次行关节成形术，但在许多情况下，由于关节内侧骨形成，常需移除假体。在另一些情况下，异位骨在关节假体周围形成，完全包裹整个髁突假体。

术后疼痛

常出现双侧关节置换的患者单侧疼痛的

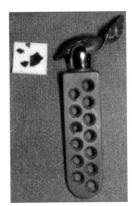
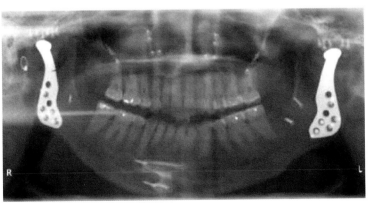

图 8-12　髁突假体（右侧）和关节窝假体（左侧）折裂。

情况，目前尚不清楚其机制。根据推测，多次手术史可增加术后慢性疼痛的可能性。然而，与 TMJ 手术相关的疼痛超出了本文的讨论范围。可以说疼痛作为一个术后并发症，可通过术前、术后正确的镇痛方法来解决。

存在一种类型的术后疼痛，尤其是在术后 1 年时，可能是由于关节内部瘢痕组织在髁突和关节窝交界面生长所致。在此类情况下，临床上很难判断是瘢痕所致的疼痛，还是随后关节运动时产生的疼痛。这种情况相对容易处理，只需通过关节成形术去除瘢痕组织。在关节窝假体和髁突假体间如何形成瘢痕组织尚不明晰，但很容易理解对瘢痕组织持续受压可产生疼痛。

运动受限

术后运动受限是另一个并发症。多数患者在术中失去了翼外肌功能，因此难以实现关节的滑动和侧方运动。但是，旋转运动可使患者达到至少 30 mm 的张口度，部分患者还可达到 40 mm 以上。术后的积极物理治疗有助于康复，部分医生习惯将患者转至康复医师处进行几个月的治疗，而另一些医师则认为使用如 TheraBite 之类的设备进行家庭物理治疗，以让患者更规律地进行康复训练。全关节置换的两个主要目标是缓解疼痛和提高运动功能。可通过术后物理治疗来减少关节周围纤维性瘢痕的形成，有时需再次手术以减少瘢痕形成。

此外，还存在一些颌面外科其他的并发症也与 TMJ 手术相关。对术后敷料过敏的患者通常会发生皮肤过敏反应，若进行了全关节置换，也可能发生关节感染。外科医生对生物敷料的选择各不相同，总的来说，外科敷料看似并不能引起术后感染。更多的情况下，是手术技术而不是手术本身导致一些部位形成不良瘢痕。一般而言，TMJ 外科医生通常可获得最小的术后瘢痕，并且与其他面部手术相比并无特别之处。

总之，随着手术复杂程度（关节镜手术、关节成形术、全关节置换术）的增加，感染相关并发症的症状程度也逐渐增加。对于并发症而言，可将关节镜手术、关节成形术与全关节置换术加以区别。关节置换术必须进行长期随访，以防止假体本身的相关问题。

总体而言，金属-塑料的关节接头设计（钛/钴铬合金或两者结合，并与聚乙烯表面接触）已成为广泛接受的标准。已经有学者使用金属-金属的关节接头设计，并进行了相关研究。

然而，目前没有数据表明 TMJ 中的金属-金属接头设计存在问题。另一方面，骨科也已停止使用金属-金属接头的关节设计。关于材料选择的讨论超出了本文对 TMJ 手术并发症的讨论范围，然而，仍需警惕关节假体疲劳与断裂等风险。由 Christensen Inc 制造的纯钴铬合金的假体存在髁突部件发生断裂的报道。

目前对于假体髁突部件断裂鲜有报道，且不建议假体进行弯曲或塑形，因为这些操作可能会导致金属疲劳并使其易于断裂。此外，目前也缺乏聚乙烯磨穿的相关报道。总之，在磨损、假体断裂或材料选择相关的问题方面，当今的 2 种或 3 种假体是较为安全的。这些假体的寿命，大多在 10 年以上，尽管尚未证实，但这些假体可能维持终身。翻修假体时，下列情况可能造成困难：螺钉覆盖骨面，螺钉变形，或者金属材料与骨牢牢结合。这种类型手术的难度较大。

生长发育期患者是全关节置换术的相对

禁忌证，尽管在有些情况下只能选择进行该类手术，但进一步生长发育可能导致未来再次进行关节置换术的可能。

总体来说，TMJ 手术的并发症较为常见，即使是最好的外科医生，也很难完全避免并发症的出现。现有的研究显示，即使外科医生或患者做了周全的准备，出血、感染或假体植入失败等并发症也难以完全避免。TMJ 外科手术难度较大，且解剖结构复杂。大多数情况下，TMJ 手术可顺利完成，且并发症较少。关节镜手术大大降低了术后不良后果的发生，且疗效较为稳定。简化关节成形术的操作流程不仅可提高手术疗效，改善术后稳定性，同时也降低了并发症的发生率。对于全关节置换术，尽管有潜在并发症可能，但效果稳定，训练有素的外科医生往往能取得医生和患者均满意的术后效果。很明显，随着外科技术进步和人才交替，全TMJ 假体置换将紧跟髋关节和膝关节置换的步伐，取得越来越满意的疗效。

参考文献

［1］ Vallerand WP, Dolwick MF. Complications of TMJ surgery. Oral Maxillofac Surg Clin North Am 1990; 3: 481.

［2］ Kieth DA. Complications of temporomandibular joint surgery. Oral Maxillofac Surg Clin North Am 2003; 15: 187.

［3］ Van Sickels JE, Nishioka GJ, Hegewald MD, et al. Middle ear injury resulting from temporomandibular joint arthroscopy. J Oral Maxillofac Surg 1987; 45: 962.

［4］ Westesson PL, Erickson L, Liedberg L. The risk of damage to facial nerve, superficial temporal vessels, discs, and articular surfaces during arthroscopic examination of the temporomandibular joint. Oral Surg Oral Med Oral Pathol 1986; 62: 124.

［5］ McCain JP. Complication of TMJ arthroscopy. J Oral Maxillofac Surg 1998; 46: 256.

［6］ Sugisaki M, Ikai A, Tanabe H. Dangerous angles and depth for cranial fossa injury during arthroscopy of the temporomandibular joint. J Oral Maxillofac Surg 1995; 53: 803.

［7］ Sacho RH, Kryshtalskyj B, Krings T. Arteriovenous fistula of the middle meningeal artery- A rare complication after arthroscopic temporomandibular joint surgery readily amenable to endovascular treatment. J Oral Maxillofac Surg 2014; 72: 1258.

［8］ Martín-Granizo R, Caniego JL, de Pedro M, et al. Arteriovenous fistula after temporomandibular joint arthroscopy successfully treated with embolization. Int J Oral Maxillofac Surg 2004; 33: 301-3.

［9］ Roberts RS, Best JA, Shapiro RD. Trigeminocardiac reflex during temporomandibular joint arthroscopy: report of a case. J Oral Maxillofac Surg 1999; 57: 854.

［10］ González-García R, Rodríguez-Campo FJ, Escorial-Hernández V, et al. Complications of temporomandibular joint arthroscopy: a retrospective analytic study of 670 arthroscopic procedures. J Oral Maxillofac Surg 2006; 64: 11.

［11］ Chossegros C, Cheynet F, Conrath J. Infratemporal space infection after temporomandibular arthroscopy: an unusual complication. J Oral Maxillofac Surg 1995; 53: 949.

［12］ Norden C, Gillespie WJ, Nade S. Infections in bones and joints. Boston: Blackwell Scientific Publications; 1994. p.291-319.

［13］ Krueger K, Hoffman D, StracherM, et al. Abstract presentation: "Infection of the temporomandibular joint after surgery", American Association of Oral and Maxillofacial Surgeons 1996 Annual Meeting. The Fountainbleau, Miami, Florida, September 20, 1996.

［14］ Tsuyama M, Kondoh T, Seto K, et al. Complications of temporomandibular joint arthroscopy: a retrospective analysis of 301 lysis and lavage procedures performed using the triangulation technique. J Oral Maxillofac Surg 2000; 58: 500.

［15］ Carter JB, Testa L. Complications of TMJ arthroscopy: a review of 2225 cases. Review of the 1988 Annual Scientific Sessions Abstract. J Oral Maxillofac Surg 1988; 46: M14.

［16］ Gokkulakrishnan S, Singh S, Sharma A, et al. Facial nerve injury following surgery for temporomandibular joint ankylosis: a prospective clinical study. Indian J Dent Res 2013; 24: 521.

［17］ US Food and Drug Administration. Serious problems with proplast coated TMJ Implant. Rockville (MD): Department of Health and Human Services; 1990.

［18］ Kearans GJ, Perrott DH, Kaban LB. A protocol for the management of failed alloplastic temporomandibular joint disc implants. J Oral Maxillofac Surg 1995; 53: 1240-7.

［19］ Sidebottom AJ, Speculand B, Hensher R. Foreign body response around total prosthetic metal-on-metal replacements of the temporomandibular joint in the UK. Br J Oral Maxillofac Surg 2008; 46: 288−92.

[20] Mercuri LG, Psutka D. Perioperative, postoperative, and prophylactic use of antibiotics in alloplastic total joint temporomandibular joint replacement surgery: a survey and preliminary guidelines. J Oral Maxillofac Surg 2011; 69: 2106.

[21] Sidebottom AJ, Gruber E. One-year prospective outcome analysis and complicationsfollowing total replacement of the temporomandibular joint with the TMJ Concepts system. Br J Oral Maxillofac Surg 2013; 51: 620−4.

[22] Lidgren L, Knutson K, Stefánsdóttir A. Infection of prosthetic joints. Best Pract Res Clin Rheumatol 2003; 17: 209.

[23] Mercuri L. Microbial biofilms: a potential source for alloplastic device failure. J Oral Maxillofac Surg 2006; 64: 1303−9.

9 颞下颌关节脱位
Temporomandibular Joint Dislocation

Aaron Liddell, DMD, MD

Daniel E. Perez, DDS

张善勇，李慧萍　译

关键词

- 颞下颌关节
- 脱位
- 脱白
- 张口过大
- 关节结节切除术
- 半脱位

要点

- 颞下颌关节（TMJ）脱位不是一种常见的并发症，多表现为急性脱位，可通过保守治疗解决。
- 慢性 TMJ 脱位通常需要手术治疗。
- 药物和特殊的综合征可导致复发性脱位。
- 半脱位是指关节部分移位而没有完全丧失关节功能，通常可自行复位。
- 在长时间（> 6 个月）脱位后，将关节复位到其功能解剖位置是极其困难的。

引　言

颞下颌关节脱位（TMJ dislocation）对于口腔颌面外科医生来说是有挑战性的关节疾病之一。尽管并不常见，不论是私立或公立医院，大多数口腔科医生不可避免地会遇上这类患者。因此，本文着眼于关节脱位的病理生理学和治疗方案（包括过去和现在的治疗理念），旨在治疗关节急性、慢性和复发性脱位。

定　义

TMJ 脱位表现为非自限性的髁突移位，即超出了关节的功能性位置（位于关节窝和关节结节后斜面内）（图 9-1）[1]。尽管最常见的关节脱位是位于关节结节前方，仍有关于侧方、后方和颅内脱位的报道。前脱位和前内侧脱位是最常见的关节脱位[2-5]。半脱位是指关节暂时移位而关节功能未完全丧失，通常可由患者自行复位。

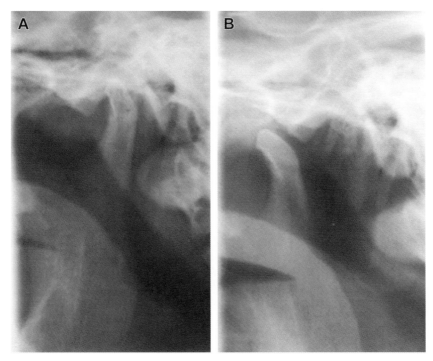

图 9-1 （A）TMJ 位于关节窝内正常位置。（B）TMJ 脱位于关节结节前方。

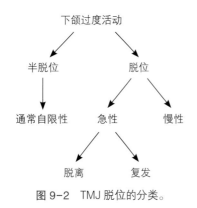

图 9-2 TMJ 脱位的分类。

分　类

除了各种复杂的分类系统，根据 Adekeye 等[6] 及 Rowe 和 Killey[7]，最常可分为 3 类：急性、慢性和慢性复发性脱位（图 9-2）。

急性脱位可能由很多病因造成，包括在口腔科治疗中长时间大张口、呕吐、打哈欠和唱歌。还有关于癫痫发作、急性面部外伤和喉镜检查的报道。结缔组织疾病患者，如 Ehlers-Danlos 综合征（EDS）或肌萎缩症患者也可频繁出现脱位。

急性脱位通常是孤立的，如果处理得当，通常没有长期后遗症。急性脱位容易发展成慢性脱位。

慢性脱位包括未经治疗的急性脱位和慢性复发性脱位（日常活动中经历多次复发性脱位）。慢性脱位会对患者的日常生活带来极大的影响，造成身体和精神上的双重困扰。

解　剖

关节窝位于颅底下方，包绕下颌骨髁突。在许多方面，关节窝可被认为是功能性进化的结果。在儿童，关节窝几乎是平的，仅前部有轻微的隆起。在功能性负载下，前部和关节窝底的吸收形成了成人 TMJ 的轮廓和形态[8]。

骨沉积形成了关节结节，并限制了髁突的运动范围。关节结节前斜面起源于颞骨鳞部，下颌负载压力导致了关节结节后斜面的形成。这种在关节结节前、后斜面的轻微转折有助于减少髁突脱位，尤其是在大张口时，髁突头部会向前斜面方向移动[9]。

TMJ 关节囊附着于髁突颈部周围，包绕于颞骨鳞部、关节结节、关节结节前斜面和关节窝处。

TMJ 韧带由关节囊外侧增厚并汇集而成。虽然韧带和关节囊关系尚存争议，TMJ 韧带被大多数学者认为是一表面宽、深面窄的双层扇形组织[10]。TMJ 韧带的纤维具有方向性，包括水平带、垂直带和倾斜带，其范围从颧骨关节结节到髁突颈的侧后方。这种高密度的关节囊和韧带组织限制了下颌的运动范围，包括髁突前后向、垂直向和水平向脱位。

发 病 机 制

下颌骨的功能协调运动十分复杂，超出了本文的探讨范围。可以说，下颌骨周围肌群可分成不同功能组，包括升颌肌群（咬肌、颞肌、翼内肌）、后退肌群（颞肌、二腹肌）、前伸肌群（翼外肌）和降颌肌群（二腹肌、下颌舌骨肌、颏舌骨肌）。根据起止点和方向，前述的所有肌肉都可影响对侧运动，从而形成下颌运动过程的协调性和复杂性。而且，在静息或功能状态下，前面提到的肌群都有助于稳定和协调髁突与关节窝的关系。

TMJ 脱位的发病机制是多方面的，可由于关节囊松弛、韧带松弛、关节结节大小

异常、肌痉挛、外伤或咀嚼运动异常。复发性关节脱位是由于关节囊或韧带松弛或关节内错乱，从而导致关节退行性病变和慢性复发性脱位。

一般认为，关节脱位始发于闭口初缺乏肌肉协调运动，此时，前伸肌群紧张，同时闭口肌群放电，导致肌肉痉挛收缩[11]。这种痉挛会引起正反馈，使之持续，造成髁突移位至颞下窝的软组织中，从而阻止其自行复位。若关节松弛倾向（EDS 或慢性复发性关节脱位）或肌肉痉挛［杜氏肌营养不良（DMD）、精神性肌张力障碍或癫痫］存在，慢性脱位常持续性发生。

急 性 脱 位

在进行各种治疗前，必须考虑脱位的性质。急性脱位通常以非手术的方式治疗[7, 12, 13]。典型的手法是双手口内复位，即将拇指放在磨牙后垫 / 外斜线处，然后向下并向后按压，将髁突头部控制在关节结节前斜面下方，使其回到关节窝中。这种手法需特别嘱患者张口，此时升颌肌群处于放松状态。很多情况下，该操作完成需要配合局部麻醉阻断耳颞神经（图 9-3）。Litler 提倡将麻醉剂注入空的关节窝中，旨在手法复位前尽量减少肌肉痉挛。在某些情况下，急性肌痉挛非常严重，需要全身麻醉，偶尔也需要静脉麻醉辅助肌肉松弛。

除了之前提到的手法复位，还有一个较少使用的方法。Ardehali 等[14]描述了一种口外复位方法，一只手的四指沿着下颌升支在下颌角处向前牵引，用大拇指放在髁突作为支点，而另一只手的大拇指置于脱位的颧弓前上方以施加向后的力，四指置于乳突处产生支点。研究显示，该方法能够降低操作

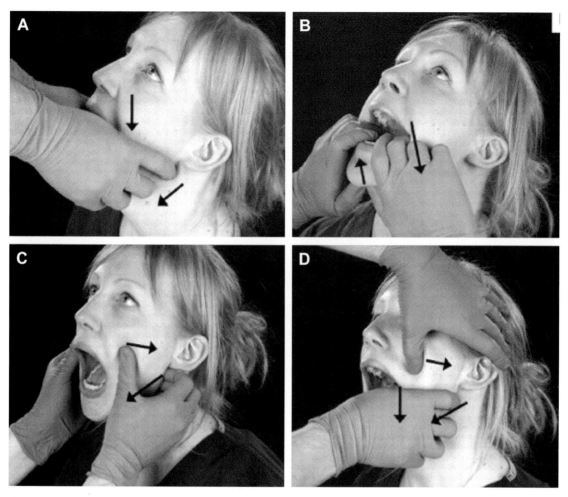

图 9-3　对 TMJ 急性脱位的手法复位。（A）向前下方牵引。（B）向上复位。（C）告知患者张口的同时向前牵引。（D）单侧手法复位，用一只手稳定下颌的同时另一只手推下颌向下前方。

者被咬伤的风险。

　　Awang[15] 描述了利用呕吐反射复位急性脱位的髁突。在这个过程中，用口镜刺激软腭和咽部引发呕吐反射。当信号传递到中枢神经系统（CNS）时，会刺激降颌和后退肌群，并反射性抑制升颌肌群，从而使下颌骨髁突复位至关节窝中。

　　不论使用了何种技术，一旦髁突复位，一个阶段的治疗就结束了，也可配合肌松剂使用。在许多情况下，对于有反复脱位倾向的患者，需要使用颏兜或面部绑带进行垂直

向固定 2～3 周，甚至颌间固定 7 天。如后文所述，用肉毒素行翼外肌注射是一种较为保守的术后处理方式，目的是降低肌肉的运动能力，从而降低持续脱位的风险。

慢 性 脱 位

　　急性脱位常有自限性，没有明显的后遗症或复发性问题。但是，急性脱位可能会导致慢性脱位或者慢性复发性脱位。无论何种类型，慢性脱位都可以通过外科或非外科

方式来治疗。非手术/微创治疗通常包括自体血液关节腔注射、硬化治疗、肉毒素注射或联合治疗。外科/侵入性干预旨在对关节结节、髁突或软组织进行改形。使用传统的口内截骨术，如矢状劈开截骨术或垂直支截骨术，也可以在不进行 TMJ 手术的情况下纠正错𬌗畸形。下面将简要讨论上述治疗方式。

自体血液注射/硬化治疗

自体血液注射最初是在 1964 年由 Brachmann 提出，对 60 例接受治疗的慢性脱位患者进行报道。随后，相关报道陆续出现[17-20]。关节内血液注射的目的是启动囊内、外的炎症反应，其成分由血小板和非血浆成分组成。这种炎症会造成纤维化和粘连，类似于创伤后血肿。纤维化和瘢痕成熟导致关节周围软组织顺应性降低，最终导致运动范围降低[18]。

可使用多种技术进行自体血液注射，但是其目的和原理是相似的。根据关节松弛程度和临床症状，手术可分单、双侧进行，可在单独使用局部麻醉剂、静脉镇静或全身麻醉下完成。按照关节穿刺步骤，在关节上腔放置 2 根穿刺针（图 9-4）[1]。用生理盐水或乳酸林格液轻轻冲洗伤口。取下针管，从患者身上抽取全血，将其注入关节上腔，并渗透到关节囊外组织中。取出穿刺针，术后 2 周内下颌制动[18, 21]，2 周后，患者可解除制动。根据临床改善情况，可重复注射。该技术的实施较为多变，可分别进行多次注射（间隔时间可以为 2~3 周或每周完成多次），随后进行一段时间的颌间固定[22]。

与自体血液注射不同的是，硬化剂的囊内沉积通过诱导炎症反应发挥作用，随后

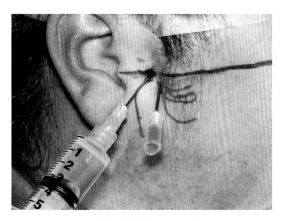

图 9-4　经典关节穿刺或关节腔内注射。

是继发性局部纤维化，导致关节活动度降低。目前已有多种硬化剂应用报道，包括环磷酰胺、酒精、四环素、油酸乙醇胺、碘和 OK-432[23]。

与开放性手术不同，这种治疗较为保守且风险较小，极少造成持续性神经损伤或运动障碍。然而，仍有学者认为关节软骨暴露于血液硬化剂中，可能导致软骨细胞退化并引发关节退行性病变[18]。由于关节内注射存在风险，在关节镜引导下进行硬化剂注射是有必要的。

肉毒素

在过去 10 年中，A 型肉毒素的应用在头颈部显著增加。A 型肉毒素通过抑制神经肌肉连接处乙酰胆碱释放，诱导骨骼肌的剂量相关性抑制。当用于治疗肌张力障碍或其他神经源性疾病时，需要每隔 3~6 个月重复注射以获得最大的治疗效果[24]。

针对慢性复发性 TMJ 脱位，有许多报告使用 A 型肉毒素，既可以作为一种初级治疗，也可以作为其他治疗的辅助[24-27]，通常用于那些由于年龄、并发症和其他原因不能进行手术的患者。

最常见的目标肌肉是翼外肌，以减弱脱

位相关的肌群痉挛，但也可渗透或影响周围咀嚼肌。可以在术前进行 CT 检查，从而实现精确测量。Fu 等[24]报道肉毒素可通过颧弓与下颌切迹之间的穿刺注入翼外肌，通常注射 5～50 单位，需在注射前回抽以避免注入血管内[24]。除了经皮注射外，A 型肉毒素也可在连续肌电图（EMG）控制 / 引导下经翼外肌注射[27]。在大部分情况下，单次注射即可[24, 26, 28]。

注射的不良反应包括出血和注射入血管。此外，还存在毒素诱导的短暂性腭咽功能不全、发音困难和吞咽困难的风险[26, 28]。上述风险发生率较低，症状通常在 2～4 周内消退。

纤维增殖治疗

纤维增殖治疗，也被称为增生疗法，自 20 世纪 30 年代以来已用于 TMD 的治疗[29]。增生疗法，或再生注射疗法，是用非药物溶液渗入关节囊周围和盘后组织，目的是启动混合炎症过程[29, 30]。这种炎症过程会引起局部纤维增生，导致组织强度的增加，从而增加关节的稳定性，减轻关节松弛。历史上，人们曾使用过多种的溶液，包括葡萄糖、亚麻籽油以及葡萄糖、甘油和苯酚的组合[31-33]。

增生疗法与自体血液注射的步骤基本相似（图 9-4）。患者准备并铺巾后，完成耳颞神经阻滞麻醉。注入 2 mL 10%～50% 的葡萄糖到关节上腔（如关节穿刺术所述）、盘后组织、关节周围组织中[29]。手术完成后，半流质饮食和下颌制动 2 周，然后对患者进行随访。在复发性脱位的情况下，需要重复注射。当使用增生疗法时，文献表明，尽管患者可能只需要一系列反复的注射，但通常情况下 3～5 次注射后可取得最佳治疗效果[29-31]。

颞部瘢痕化 / 翼外肌切开术

对习惯性脱位或长期脱位的患者，笔者团队通常建议进行手术治疗。外科干预的原理是改变关节周围肌肉组织，使肌肉内形成瘢痕组织，以降低下颌骨活动性。

翼外肌切开术分为口外入路和口内入路。口外入路时，采用耳前切口；口内入路方法如下：全麻下，患者大张口，局部药物沿下颌升支内外侧浸润。然后，从冠突沿升支延伸至最后磨牙的远端进行垂直切口[34]。钝性 / 锐性分离下颌骨内侧软组织，暴露翼外肌，然后将翼外肌从髁突 / 前部关节囊进行分离[34]。缝合伤口，颌间固定 7 天。

简而言之，与翼外肌切开术不同，颞部瘢痕化旨在形成瘢痕性肌肉组织，以限制髁突动度。

关节镜

关节镜是治疗 TMJ 脱位的另一种疗法[35]。本文不对关节镜检查、手术入路等具体步骤进行讨论。关节镜治疗的原理是，使用激光或电热装置使关节囊后部重塑或收缩。与囊外成形术不同，该技术的目的是造成瘢痕挛缩、关节盘后滑膜组织瘢痕化和侧向隆起[35]。该术式下可仅使用激光或电凝，也可在关节镜指导下配合注射硬化剂（十四烷基硫酸钠）[36]。

开放性手术治疗

关节结节切除术

1951 年，Myrhaug[37]首次对关节结节切除术进行描述，其目的是降低关节结节最低高度，以限制髁突动度。

该手术通常采用标准的耳内或耳前切口，延长颞部切口，在颞深筋膜浅层进行剥

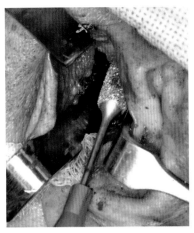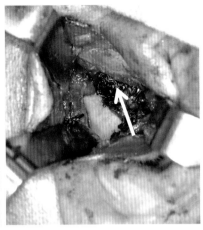

图 9-5　TMJ 关节结节凿平术。

离。切开时，需根据需要进行前松解（以 45° 角斜向前上方延伸，以尽量减少对面神经颞支的创伤）[38, 39]。此时，颧弓上方骨膜切开，向前分离达到关节结节的水平，然后用钻头或骨凿等将结节磨至与其内侧边缘齐平[39]（图 9-5）。外侧可保留作为引导平面或移除。单、双侧手术取决于具体情况。

术后第一周半流质饮食，然后进行温和的物理治疗，以确保功能的维持。该术式的风险包括颅内损伤和局部运动神经损伤。

Daurey 手术

由于关节结节切除术是将脱位转变为半脱位，因此文献对通过产生机械干扰限制髁突运动的术式进行了广泛报道（图 9-6）。1933 年，Mayer[40] 报道采用颧弓截断性脱位来减小髁突过高的动度。10 年后，Leclerc 和 Girard[41, 42] 设计了类似的程序，在颧弓进行垂直截骨术，插入截骨段，以阻碍髁突脱位。1967 年，Gosserez 和 Dautrey[43] 再次修改了这一术式，针对颧弓进行了青枝骨折处理。尽管上述式有所变化，但大致相似。

其步骤如下。耳前切口，轻微向前延伸至颞部，在颞深筋膜的浅层分离，在近颧弓根部切开此层，保留 TMJ 关节囊。然后在颧弓、关节结节前方，倾斜角度从后上到前下进行截骨。在截骨的近侧施加轻微压力，以在前方形成一个青枝骨折。将切除骨的近心端摆至内 / 外侧，并插入关节结节处。就位后，可用微型钛板进行固定，也可根据情况不固定[44-47]。术后要求患者流质饮食，下颌制动 2～3 周，随后进行限制性开口训练[44]。

Dautrey 手术的并发症包括局部神经感觉和运动异常。此外，还有颧弓完全性骨折的风险，这时需要进行坚固内固定。有时，也需要对手术部位植骨，以防止骨量不足以限制髁突运动。

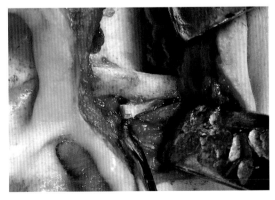

图 9-6　关节结节斜行截骨和楔形植骨块紧密插入截骨部位。

其他手术

与 Dautrey 手术不同的是，其他阻断手术的目的是通过植入外部装置，增加关节结节的整体体积来干扰髁突运动，从而阻止髁突过度运动。各种技术具有相同特点，即创造一个生理性止点。可通过使用微型钛板、骨间移植物或羟基磷灰石来实现[48, 49]。

可使用不同的供体骨进行移植，最常见是髂骨或颅骨[48-51]。如前所述，骨膜下切开至关节结节，沿关节结节用矢状锯或裂钻形成水平骨切开，随后向下移位，注意骨膜完整性[48, 49]。关节结节切开后，供体骨植入颧弓根部和骨折段之间（图9-6）。根据所需达到的稳定程度，可选择钢丝、螺钉或微型钛板进行固定[49]。

在该术式下，还可使用微型钢板，大部分步骤相似，显露方法如前所述，一旦暴露关节结节后，放置一个L形板，短臂用2个6 mm的螺钉固定，长臂在结节处形成轮廓，并向下充当机械屏障[52]。术中应注意，所有操作均在关节囊外进行。

微型钢板置入术的支持者认为其具有可逆性且损伤较少[52]。但是，除了最大开口度减小外，还存在钛板断裂的风险[52-54]。钛板断裂后，需进行二次手术取出，并且需要斟酌下一步治疗方案。

Wolford 手术

这一术式相对简单，使用2个具有骨结合能力的 Mitek 微型锚固钉（Mitek Products Incorporated, Westwood, Massachusetts）。2 条 Ethicon 缝线（Ethicon, incorporated, Somerville, New Jersey）同时穿过2个锚固钉的穿线孔，并在回折处剪断，此时得到2个独立的锚固线分别穿过锚固钉。使用耳内或耳前切口进入 TMJ，暴露颧弓和关节囊。如果关节盘位置正常，则无须进入关节腔。暴露髁突外侧，放置一枚锚固钉，另一锚固钉放置于颧弓根部，然后根据所需的活动度调整2条锚固线。如果患者有下颌慢性前倾姿势，那么可以收紧两条缝线，使髁突保持在关节窝后上位，防止前倾（图9-7）。该术式中，锚固线可限制髁突向前移动，因此可防止髁突越过关节结节，同

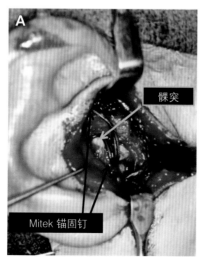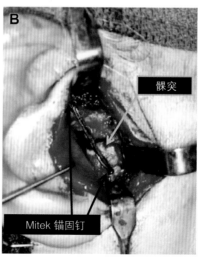

图 9-7　阻止前向滑动。（A）Mitek 锚固钉放置于髁突侧方和颧弓根后方。（B）髁突伸展到韧带允许的最大范围以防止半脱位。

时保证正常的髁突运动；此外该术式无须关节结节切除。如果关节盘移位，那么需要另外放置一枚锚固钉将关节盘复位到正常位置[55]。

该手术风险包括缝线或锚固钉断裂。Wolford 等[55] 报道了 5 例成功的病例。

该原理也适用于全关节假体置换的患者。在少数情况下，全关节假体有发生脱位

或半脱位的可能。如巨人肿瘤切除的情况下，咀嚼肌切除或部分切除，失去垂直支撑而有发生髁突移位或脱位。如果在术前可预测这一问题，那么在假体设计时可于颈部预留一孔。如果术后才出现脱位或半脱位，则可进行二次手术，并用金刚钻在假体颈部钻孔。缝线应穿过假体髁颈部与关节窝后翼，并行褥式缝合固位（图 9-8）[56]。

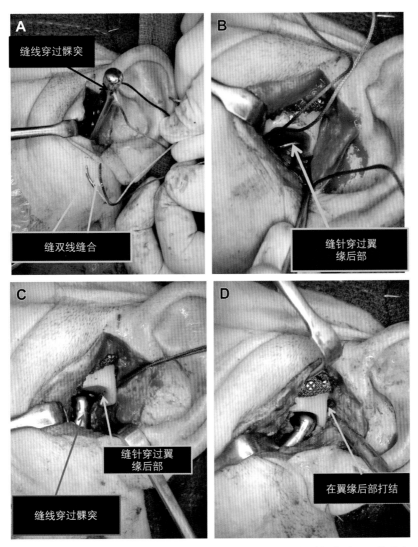

图 9-8 缝合线固定。（A）#2 Ethibond 单缝线或双缝线穿过假体孔。双针缝合使手术更容易。针头被切割成 8～10 mm 长。（B）假体内侧的针头（箭头所示）穿过后翼缘内侧并穿过翼缘后壁。（C）假体外侧的针头（箭头所示）穿过后翼缘的外侧并穿过翼缘的后壁。（D）缝合线系在后翼缘的后壁上。

如果慢性脱位已发生 6 个月以上，且患者无症状，可考虑采用口内垂直截骨（intraoral vertical ramus osteotomy, IVRO）或矢状劈开截骨（sagittal split osteotomy, SSO）来矫正咬合。如果患者有严重的功能障碍和疼痛，就应使用全关节假体（total joint prothesis, TJP）。脱位超过 6～12 个月后，将关节复位到其功能解剖位置是极其困难的。

总之，有多种病因可导致急性或慢性 TMJ 脱位。医生要以患者为中心制订治疗方案，标本兼治以获得长期稳定的治疗效果。

参考文献

［1］Nitzan D. Temporomandibular joint "open lock" versus condylar dislocation: signs and symptoms, imaging, treatment, and pathogenesis. J Oral Maxillofac Surg 2002; 60: 506−11.

［2］Rattan V. Superolateral dislocation of the mandibular condyle: Report of 2 cases and review of the literature. J Oral Maxillofac Surg 2002; 60: 1366−9.

［3］Akers JO, Narang R, DeChamplain R. Posterior dislocation of the mandibular condyle into the external Ear Canal. J Oral Maxillofac Surg 1982; 40(6): 369−70.

［4］Li Z, Shang Z, Wu Z. An unusual type of superolateral dislocation of mandibular condyle: discussion of the causative mechanisms and clinical characteristics. J Oral Maxillofac Surg 2009; 67: 431−5.

［5］Imai T, Machizawa M, Kobayashi M. Anterior dislocation of the intact mandibular condyle caused by fracture of the articular eminence: an unusual fracture of the temporomandibular joint apparatus. J Oral Maxillofac Surg 2011; 69: 1046−51.

［6］Adekeye EO, Shamia RI, Cove P. Inverted L-shaped ramus osteotomy for prolonged bilateral dislocation of the temporomandibular joint. Oral Surg Oral Med Oral Pathol 1976; 41: 568−77.

［7］Rowe NL, Killey HC. Fractures of the facial skeleton. 2nd edition. Edinburgh: E & S Livingstone; 1970. p.23−34.

［8］Atherton GJ, Peckitt NS. Bilateral dislocation of the temporomandibular joints in a 2-year-old child: report of a case. J Oral Maxillofac Surg 1997; 55: 646−7.

［9］Laskin DM, Green CS, Hylander WL. TMDs. An evidence-based approach to diagnosis and treatment. Chicago (IL): Quintessence; 2006. p.219−28.

［10］Du Brul EL. Evolution of the temporomandibular joint. In: Sarnat BG, editor. The temporomandibular joint. Springfield (IL): Charles C Thomas; 1964. p.3−27.

［11］Merrill RG. Mandibular dislocation. In: Keith DA, editor. Surgery of the temporomandibular joint. London: Blackwell Publications; 1988. p.135−68.

［12］Fordyce GL. Long-standing bilateral dislocation of the jaw. Br J Oral Surg 1965; 2: 222−5.

［13］Howe AG, Kent JN, Farrell CD. Implant of articular eminence for recurrent dislocation of TMJ. J Oral Surg 1978; 36: 523−6.

［14］Ardehali MM, Kouhi A, Meighani A, et al. Temporomandibular joint dislocation reduction technique: a new external method vs. the traditional. Ann Plast Surg 2009; 63(2): 176−8.

［15］Awang MN. A new approach to the reduction of acute dislocation of the temporomandibular joint: a report of three cases. Br J Oral Maxillofac Surg 1987; 25: 244−9.

［16］Pinto AS, McVeigh KP, Bainton KP. The use of autologous blood and adjunctive 'face lift' bandage in the management of recurrent TMJ dislocation. Br J Oral Maxillofac Surg 2009; 47: 323−4.

［17］Brachmann F. Autologous blood injection for recurrent hypermobility of the temporomandibular joint. Dtsch Zahnarztl Z 1964; 15: 97−102.

［18］Machon V, Abramowicz S, Paska J, et al. Autologous blood injection for the treatment of chronic recurrent temporomandibular joint dislocation. J Oral Maxillofac Surg 2009; 67: 114−9.

［19］Daif ET. Autologous blood injection as a new treatment modality for chronic recurrent temporomandibular joint dislocation. Oral Surg Oral Med Oral Pathol Oral Radiol Endod 2010; 109: 31−6.

［20］Kato T, Shimoyama T, Nasu D, et al. Autologous blood injection into the articular cavity for the treatment of recurrent temporomandibular joint dislocation: a case report. J Oral Sci 2007; 49: 237−9.

［21］Hegab AF. Treatment of chronic recurrent dislocation of the temporomandibular joint with injection of autologous blood alone, intermaxillary fixation alone, or both together: a prospective, randomized, controlled clinical trial. Br J Oral Maxillofac Surg 2013; 51: 813−7.

［22］Schulz S. Evaluation of periarticular autotransfusion for therapy of recurrent dislocation of the temporomandibular joint. Dtsch Stomatol 1973; 23: 94−8 [in German].

［23］Matsushita K, Abe T, Fujiwara T. OK−432 (Picibanil)

sclerotherapy for recurrent dislocation of the temporomandibular joint in elderly edentulous patients: case reports. Br J Oral Maxillofac Surg 2007; 45: 511－3.

[24] Fu K, Chen HM, Sun ZP, et al. Long term efficacy of botulinum toxin type A for the treatment of habitual dislocation of the temporomandibular joint. Br J Oral Maxillofac Surg 2010; 48: 281－4.

[25] Aquilina P, Vickers R, McKellar G. Reduction of a chronic bilateral temporomandibular joint dislocation with intermaxillary fixation and botulinum toxin A. Br J Oral Maxillofac Surg 2004; 42: 272－3.

[26] Moore AP, Wood GD. Medical treatment of recurrent temporomandibular joint dislocation using botulinum toxin A. Br Dent J 1997; 183: 415－7.

[27] Martinez-Perez D, Ruiz-Espiga PG. Recurrent temporomandibular joint dislocation treated with botulinum toxin: report of 3 cases. J Oral Maxillofac Surg 2004; 62: 244－6.

[28] Zigeler CM, Haag C, Muhling J. Treatment of recurrent temporomandibular joint dislocation with intramuscular botulinum toxin injection. Clin Oral Investig 2003; 7: 52－5.

[29] Zhou H, Hu K, Ding Y. Modified dextrose prolotherapy for recurrent temporomandibular joint dislocation. Br J Oral Maxillofac Surg 2014; 52: 62－6.

[30] Refai H, Altahhan O, Elsharkawy R. The efficacy of dextrose prolotherapy for temporomandibular joint hypermobility: a preliminary prospective, randomized, double-blind, placebo-controlled clinical trial. J Oral Maxillofac Surg 2001; 69: 2962－70.

[31] Schultz LW. A treatment of subluxation of the temporomandibular joint. JAMA 1937; 109: 1032.

[32] Hauser R, Hauser M, Blakemore K. Dextrose prolotherapy and pain of chronic TMJ dysfunction. Practical Pain Management 2007; 49－55.

[33] Klein RT, Bjorn CE, DeLong B, et al. A randomized double blind trial of dextrose-glycerine-phenol injections for chronic lower back pain. J Spinal Disord 1993; 6(1): 23－33.

[34] Sindet-Pedersen S. Intraoral myotomy of the lateral pterygoid muscle for treatment of recurrent dislocation of the mandibular condyle. J Oral Maxillofac Surg 1968; 46: 445－9.

[35] Torres DE, McCain JP. Arthroscopic electrothermal capsulorrhaphy for the treatment of recurrent temporomandibular joint dislocation. Int J Oral Maxillofac Surg 2012; 41(6): 681－9.

[36] McCain JP, Hossameldin RH, Glickman AG. Preliminary Clinical Experience and Outcome of the TMJ Arthroscopic Chemical Contracture Procedure in TMJ dislocation patients. J Oral Maxillofac Surg 2014; 72(9): e16－7.

[37] Myrhaug H. A new method of operation for habitual dislocation of the mandible; review of former methods of treatment. Acta Odontol Scand 1951; 9: 247－60.

[38] Al-Kayat A, Bramley P. A modified pre-auricular approach to the temporomandibular joint and malar arch. Br J Oral Surg 1979; 17: 91－103.

[39] Williamson RA, McNamara D, McAuliffe W. True eminectomy for internal derangement of the temporomandibular joint. Br J Oral Maxillofac Surg 2000; 38: 554－60.

[40] Mayer L. Recurrent dislocation of the Jaw. J Bone Surg 1933; 15: 889－96.

[41] Leclerc GC, Girard C. Un nouveau procédé de dutée dans le traitement chirurgical de la luxation recidivante de la machoire inferieur. Mem Acad Chir 1943; 69: 457－659.

[42] Undt G, Kermer C, Piehslinger E, et al. Treatment of recurrentmandibular dislocation, Part 1; LeClercblocking procedure. Int J Oral Maxillofac Surg 1997; 26: 92－7.

[43] Gosserez M, Dautrey J. Osteoplastic bearing for treatment of temporomandibular luxation. Transaction of Second Congress of the International Association of Oral Surgeons, Copenhagen, Munksgaard. Int J Oral Surg 1967; IV: 261.

[44] Gadre KD, Kaul D, Ramanojam S, et al. Dautrey's procedure in treatment of recurrent dislocation of the mandible. J Oral Maxillofac Surg 2010; 68: 2021－4.

[45] Lawler MG. Recurrent dislocation of the mandible: treatment of ten cases by the Dautrey procedure. Br J Oral Surg 1982; 20: 14.

[46] Kobayashi H, Uamazaki T, Okudera H. Correction of recurrent dislocation of the mandible in elderly patients by the Dautrey procedure. Br J Oral Maxillofac Surg 2000; 38: 54.

[47] Izuka T, Hidaka Y, Murakami K, et al. Chronic recurrent anterior luxation of the mandible. Int J Oral Maxillofac Surg 1988; 17: 170.

[48] Fernandez-Sanroman J. Surgical treatment of recurrent mandibular dislocation by augmentation of the articular eminence with cranial bone. J Oral Maxillofac Surg 1997; 55(4): 333－8.

[49] Medra A, Mahrous A. Glenotemporal osteotomy and bone grafting in the management of chronic recurrent dislocation and hypermobility of the temporomandibular joint. Br J Oral Maxillofac Surg 2008; 46: 119－22.

[50] Costas Lopez A, Monje Gil F, Fernandez Sanroman J, et al. Glenotemporal osteotomy as a definitive treatment for recurrent dislocation of the jaw. J Craniomaxillofac Surg 1996; 24: 178－83.

[51] Gray AR, Barker GR. Idiopathic blepharospasmoromandibular dystonia syndrome (Meige's syndrome) presenting as chronic temporomandibular joint dislocation. Br J Oral Maxillofac Surg 1991; 29: 97－9.

[52] Vasconcelos BC, Porto G. Treatment of chronic mandibular dislocations: a comparison between eminectomy and miniplates. J Oral Maxillofac Surg 2009; 67: 2599－604.

[53] Kuttenberger JJ, Hardt N. Long-term results following

miniplate eminoplasty for the treatment of recurrent dislocation and habitual luxation of the temporomandibular joint. Int J Oral Maxillofac Surg 2003; 32: 474.

[54] Puelacher WC, Waldhart E. Miniplate eminoplasty. A new surgical treatment for TMJ dislocation. J Craniomaxillofac Surg 1993; 21: 176.

[55] Wolford LM, Pitta MC, Mehra P. Mitek anchors for treatment of chronic mandibular dislocation. Oral Surg Oral Med Oral Pathol Oral Radiol Endod 2001; 92(5): 495-8.

[56] Rodrigues DB, Wolford LM, Malaquias P, et al. Concomitant treatment of mandibular ameloblastoma and bilateral tempomandibular joint osteoarthritis with bone graft and total joint prostheses. J Oral Maxillofac Surg 2014. http://dx.doi.org/10. 1016/j.joms.2014.06.461.

10 颞下颌关节相关的先天性颌面畸形的外科治疗

Surgical Management of Congenital Deformities with Temporomandibular Joint Malformation

Larry M. Wolford, DMD
Daniel E. Perez, DDS
张善勇，王烨欣　译

关键词

- 半面短小症
- 自体组织移植
- 正颌手术
- Treacher Collins 综合征
- 定制型全关节假体
- 逆时针旋转
- 颞下颌关节重建
- 关节周围脂肪移植

要点

- 半面短小症（HFM）是第二常见的面部出生缺陷疾病，可出现同侧软组织和 TMJ 的发育不全或出现 TMJ、下颌升支和下颌骨体部的缺失以及气道缩窄。
- 目前虽然提倡自体组织或牵引成骨技术用于 TMJ 和下颌骨重建，但是定制型全关节假体可以提供较好的骨骼和咬合稳定性，同时还能提供最佳的功能和美学效果。
- Treacher Collins 综合征（TCS）表现为双侧面部软组织和骨组织的发育不全，包括 TMJ 的发育不全、下颌后缩以及明显的口咽部气道减少。
- 自体组织已被成功用于 TCS 相关的面部和 TMJ 畸形的重建，但定制型全关节假体具有高度可预测性，确保术后稳定的功能和美学效果并纠正气道问题。
- HFM 和 TCS 患者通过上下颌复合体的逆时针旋转能达到功能和美学上的改善。
- 数字化技术可用于术前准备，改善治疗效果。

前　言

伴有颞下颌关节畸形的先天性颌面畸形，其手术矫正设计较为困难。其中有两种畸形特别具有挑战性：半面短小症（hemifacial microsomia, HFM）和 Treacher Collins 综合征（TCS）。这些畸形通常伴有 TMJ 结构发育不全或缺失，需要进行 TMJ

重建与正颌外科手术相结合，以提供稳定并可预测的功能和美学效果。HFM 和 TCS 是相似的，可能容易混淆，但后者表现出明确的遗传特性，且临床表现通常是对称性的。

目前主要有两种方法重建 TMJ，包括使用自体组织［即肋骨或胸锁关节移植物（SCG）］与全颞下颌关节假体置换。外科医生需要理解畸形的本质、重建的时机、手术治疗方案（包括 TMJ 重建和正颌外科手术），以及这些方案的可预测性和稳定性，从而能够将这些知识应用于这些类似的畸形。本文将集中讨论涉及 TMJ 缺失以及范围更广的复杂病例的手术修复，通常这些病例不适合传统的正颌外科手术修复。

半面短小症

HFM 是单侧面部软组织和骨骼发育不完全或不良的一种特殊情况。HFM 是仅次于唇腭裂后第二常见面部出生缺陷，大约每 5 600 例新生儿中发生 1 例[1]。它也被称为 Goldenhar 综合征、眼–耳–脊椎畸形谱、耳–下颌骨发育障碍、侧面部发育不良和鳃弓综合征。大多数情况下，HFM 是偶发的，并且被认为是具有病因和病理异质性的非特异性症候群，其多变的临床表现是该病症的特征[2]。

临床及影像学特征

HFM 包括以下部分或全部特征：① 单侧下颌骨髁突，升支和体部发育不全或缺如。② 下颌后缩并偏向患侧。③ 高咬合平面角以及高角面型。④ 同侧上颌骨、颧眶复合体和颞骨发育不全。⑤ 同侧软组织缺损影响肌肉、神经、皮下和腺体组织，甚至皮肤。⑥ 患侧面部高度下降。⑦ Ⅱ类骨性和咬合关系。⑧ 患侧咬合早接触。⑨ 咬合平面和骨骼结构的水平偏斜。⑩ 患侧牙齿萌出异常和部分牙齿缺失。⑪ 眼、耳和椎体异常。⑫ 在有明显症状的患者中，口咽呼吸道明显缩窄和睡眠呼吸暂停（图 10-1

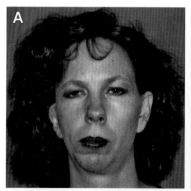
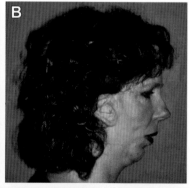
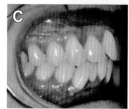
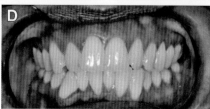
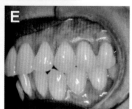

图 10-1 （A，B）右侧 HFM 患者。面部不对称，患侧垂直距离较短，颏部向右偏；侧面观：上、下颌骨明显后缩。（C～E）咬合面倾斜，健侧垂直距离较高，Ⅰ类或Ⅱ类咬合，伴或不伴有前牙开𬌗。

和图 10-2）。面部畸形和不对称通常随着生长而加重。健侧 TMJ 关节盘可能会由于关节位置改变而向前移位。下颌不对称引起髁突旋转异常以及关节功能超负荷。典型的 TMJ 症状可能伴随其他症状，如 TMJ 疼痛、头痛、肌筋膜疼痛和耳部症状。

分类

目前对于该综合征的严重程度，存在多种分类，但本文使用 1969 年 Pruzansky 提出的分类系统，于 1987 年由 Mulliken 和 Kaban 修改[3, 4]。该系统根据 TMJ 的大小和功能将 HFM 患者进行分类。Ⅰ型 TMJ 形态正常伴小下颌畸形。Ⅱa 型下颌升支大小和形状异常，但有关节窝位置正常，而Ⅱb型下颌升支和 TMJ 大小、形状及功能异常，并低于关节平面。Ⅲ型 TMJ、下颌升支缺如。这种分类系统对于外科医生的术前评估来说可能是最有用的，因为它简单并且包含了 TMJ 的解剖和功能。

X 线头颅定位片可以通过测量咬合面和下颌骨下缘重叠影像来分析前后向和垂直向关系及软组织的尺寸，进而量化左右两侧的垂直差异（图 10-2B）。

包含 TMJ 以及下颌体和后牙的头影测量分析可以量化下颌骨、升支和下颌体的不对称性。提倡使用三维（3D）计算机断层扫描（CT）和虚拟手术计划（VSP）来获得更一致和可预测的结果。MRI 评估显示同侧的 TMJ 变形或缺失，而对侧 TMJ 可能显示移位的关节盘。

Treacher Collins 综合征

TCS 是从第一和第二咽弓开始的双侧面部软组织和骨骼的不完全或发育不良的一类疾病。TCS 是常染色体显性遗传（但 60% 为突变导致），大约每 50 000 个新生儿中出现 1 例 TCS 患儿。它也被称为下颌骨颜面发育不全和 Franceschetti-Zwahlen-Klein 综合征。

临床及影像学特征

TCS 特征包括以下部分或全部特征：① 下颌发育不全，伴有垂直向缺损的下颌升支和明显的下颌角切迹。② 双侧下颌骨髁突，关节结节和冠突严重发育不全。③ 下颌显著后缩。④ 具有高咬合面角和下颌平面角的面部形态。⑤ Ⅱ类错𬌗伴有前牙开𬌗。⑥ 上颌后侧垂直发育不全。⑦ 颧弓-眶

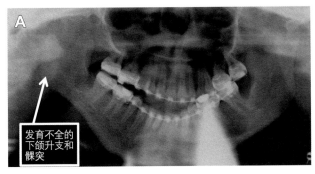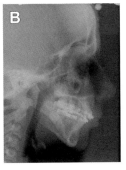

图 10-2 （A）全景片显示 HFM 患者的下颌升支和 TMJ 发育不全。下颌牙常先天性缺失。（B）下颌咬合面和下颌下缘明显水平向不对称。可观察到高咬合平面角和口咽气道缩窄。

复合体的发育不良。⑧ 向下倾斜的睑裂和内侧下睫毛缺失。⑨ 耳廓畸形。⑩ 口咽气道缩窄。⑪ 髁突表面覆盖透明软骨，而非纤维软骨（图 10-3 和图 10-4）。

面部畸形通常随着生长而加重。睡眠呼吸暂停在 TCS 患者中很常见。X 线侧位片的头影测量可用于分析前后向和垂直向软、硬组织尺寸（图 10-4B）。锥形束 CT、CT 扫描、三维重建可以帮助诊断和治疗这些病例。

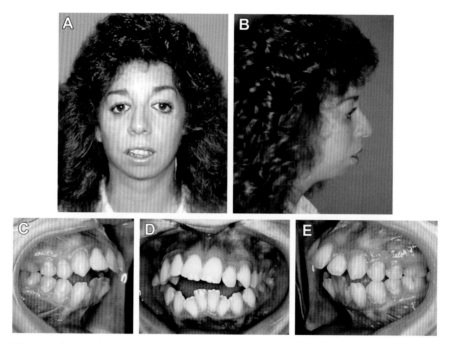

图 10-3 （A，B）TCS 患者的经典面容。下颌骨明显后缩，高角面型。颧骨-眼眶复合体发育不全，并且外侧睑韧带位置较差，伴有相关的眼睑畸形。（C～E）咬合分类可以是 I 类或经典 II 类，可伴有前牙开𬌗。

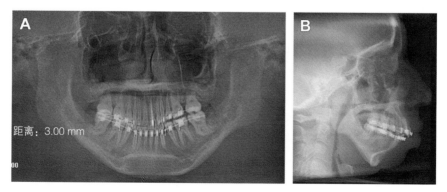

图 10-4 （A）伴有 TMJ 畸形的 TCS 患者的全景片。通常伴有下颌角前切迹和较短的升支。（B）头颅侧位片显示典型的高咬合平面角，下颌后缩，上颌骨后部垂直发育不全和口咽气道缩窄。

手术干预年龄

患者的年龄会影响治疗方案。例如，患有 HFM 或 TCS 且年龄小于 12 岁并有严重 TMJ 发育不全或 TMJ 畸形或缺如患者，可使用具有发育能力的自体骨移植重建 TMJ[5, 6]，如肋骨移植物或胸锁关节移植物（sternoclavicular graft，SCG）[7]。肋骨移植物的生长和稳定性是不可预测的，并且通常过度生长，导致颌面畸形[5, 8]。SCG 往往具有更好的生长潜力，类似于正常的 TMJ 生长，并且比肋骨移植物具有更好的稳定性[9]。使用任何一种移植物在初始愈合阶段，移植物都存在不生长、过度生长、吸收或破裂的可能性。

另一种早期干预的方法是使用牵张成骨术[10, 11]。文献报道显示，该技术预后不同，因为它通常需要多次手术来放置和移除装置，这可能导致控制生长方向的困难。在翼内肌 / 咬肌韧带的压力下，延长下颌升支的长度是很难完成的，并且可能使已经发育不良的 TMJ 显著超负荷，导致其进一步的退行性变。在完成生长后，正颌手术通常是必需的，以实现最大化功能和美学效果。其他治疗方法包括软、硬组织移植技术。

如果患者在功能和心理上稳定，通常等待患者颌面部生长发育完成，同期矫正下颌和 TMJ 畸形可提高手术效果。女孩的面部生长大部分（98%）通常在 15～16 岁时完成，男孩通常在 17～18 岁时完成[12]。由于不对称生长是 HFM 的一个特征，一些正颌手术可能会对随后的面部生长产生进一步的不良影响，因此在成长期进行正颌手术，可能导致需要二次手术以纠正面部的不对称，在后续的发育可能前后向不调和咬合错乱。

早期手术有明确的适应证，如生长中心移植物置换（即肋骨或 SCG）以纠正咀嚼功能障碍、气道缩窄、睡眠呼吸暂停和心理障碍。Wolford 等[13, 14]发表了上颌和下颌正颌外科及其对生长的影响，综合考虑年龄 TMJ 疾病情况制订了手术干预时间的治疗指南[15]。

由于 TCS 患者双侧发育不良的特征，可比 HFM 患者更早接受明确的治疗方案（使用定制型全关节假体和正颌手术）以进行 TMJ 重建。HFM 患者的下颌骨一侧有正常生长的髁突，很少需要 TMJ 重建，因此需要等到髁突的生长完成才能达到可预测的治疗效果。TCS 患者有双侧 TMJ 畸形和生长发育不良，因此，双侧 TMJ 都需要重建并同期行正颌手术，女孩可以在 13～14 岁时手术，男孩可以在 15～16 岁时手术，此时上、下颌骨垂直向生长完成，上、下颌骨复合体向下和向后旋转。这个过程中，咬合关系应该保持稳定。

自体组织移植

可应用多种来源的骨移植物修复 HFM 和 TCS 患者的病变髁突，具体包括：① 肋骨-肋软骨移植。② SCG。③ 髂骨移植。④ 血管化移植（腓骨、跖骨或肩胛骨）。⑤ 下颌骨后缘（仅适用于下颌升支骨量充足的病例，如 I 类和 II 类患者）。肋骨-肋软骨移植或 SCG 可提供足够的生长潜力，相较于肋骨-肋软骨移植，SCG 的生长潜力与下颌骨髁突更为相似。

自体骨移植的优势包括：① 易制备获得。② 良好的生长潜力（肋骨，SCG）。③ 可选择血管化的骨移植（腓骨、跖骨）。④ 移植物可附带有关节盘（SCG）。

自体骨移植的缺点是：① 术中制备大

大增加了手术时间。② 供区伤口。③ 移植物负荷所致的骨吸收。④ 移植物弯曲、断裂和骨折风险。⑤ 无法有效治疗严重的牙颌面畸形。⑥ 不可预测的生长。⑦ 难以控制咬合情况。⑧ 愈合所需的制动期存在关节强直风险。⑨ 在受区可能存在血管损伤。

使用自体骨移植进行髁突置换的适应证包括：① 髁突缺失。② 一次及以下的 TMJ 手术史。③ 良好的血供（对于游离移植）。④ 需要软、硬组织（血管化腓骨移植）修复。⑤ 良好的生长潜力（肋骨或 SCG）。⑥ 定制型全关节假体无法使用时。⑦ 患者的个人偏好。⑧ 对全关节假体的金属成分过敏。⑨ 对牙齿和颌骨的术后位置要求较低。

游离骨移植的禁忌证包括：① 多次 TMJ 手术史（2 次或更多）。② TMJ 相关的结缔组织自身免疫疾病或炎性疾病。③ 以往 TMJ 同种异体骨或自体骨移植手术失败。④ 有影响血管化、延长创口愈合的相关疾病。⑤ 全身多处关节炎。⑥ 需同期进行 TMJ 和正颌手术，牙齿及颌骨需大范围移动的病例。

肋骨-肋软骨移植（RIB）

肋骨-肋软骨移植是应用自体骨移植重建 TMJ 的常用技术之一，其易于获取且固位较为稳定。肋骨-肋软骨所形成的关节头与 TMJ 关节窝较为匹配，虽然具有一定生长潜力，但难以预测，可表现为不生长或过度生长。肋骨具有一定的弹性和柔韧性（骨皮质相对较薄），当应力或负荷过大时可有弯曲、吸收以至于断裂的风险，最终导致下颌骨移位和错殆畸形。

胸锁关节移植

SCG 具有较厚的骨质，以及附着于关节头的关节盘，相比于肋骨-肋软骨移植，更适用于 TMJ 重建。术中将锁骨的上半部分与附着在锁骨头部的关节盘一起取下，以更好地进行关节重建。对于 HFM 和 TCS 患者，通常在下颌升支的内侧或紧贴下颌骨的后缘进行移植。需重点关注的并发症是术后供区锁骨骨折，由于供区骨质明显受损，至少需要 6 个月的恢复时间。

升支垂直截骨术

升支垂直截骨术中的近心骨段具有易于放置和就位的优势，但对于需大范围前移的病例，则应用明显受限，特别对于需要下颌骨大量前移的 HFM 和 TCS 患者。这些患者升支的垂直高度通常较正常者短很多，因此极大限制了该技术的应用。

血管化腓骨和跖骨

目前尚无应用血管化腓骨和跖骨移植治疗 HFM 或 TSC 的报道。然而，腓骨是一种潜在的自体骨移植物，血管化腓骨或跖骨移植可用于重建这些 HFM 和 TCS 病例，其中包括先前手术造成的血管损害的病例。血管化移植物的优点是：① 天然组织。② 血管移植物增加移植物的存活率。③ 如果移植腓骨，可以附带切取周围的软硬组织。血管化移植物的缺点是：① 不美观的瘢痕（腓骨）。② 足部畸形（跖骨）。③ 受生理负荷和适应性影响。④ 术后继发的牙颌面畸形产生的不良结果。⑤ 可能需要 2 个手术小组。⑥ 手术时间明显延长。

牵张成骨技术

牵张成骨已经越来越流行。近年来，特别是在治疗 HFM 患者方面，牵张成骨需要放置牵引装置，进行截骨术，然后牵拉以产生新的骨骼，增加升支长度和促进下颌前移。该技术的优点是：① 使用自体骨。② 不需要术中取骨。③ 它可以是带蒂的移植物。牵张成骨的缺点是：① 需要至少 2 次操作，第一次放置牵引装置和第二次移除。② 生长方向难以控制。③ 放置牵引装置的部位有明显的面部瘢痕。④ 由于进行了 2 次外科手术，下颌骨周围明显纤维化，使得后续的重建手术更加困难并且可能影响下颌功能。⑤ 不能同时矫正显著的牙颌面畸形。⑥ 重建的新髁突内外侧宽度窄。⑦ 治疗时

间明显延长。⑧ 受生理负荷和适应性影响。⑨ 可能需要额外的正颌手术以达到最佳效果。⑩ 患者的依从性很重要。

定制型全颞下颌关节置换

TMJ 假体于 1989 年起源于 Techmedica 公司（Camarillo, CA），自 1997 年以来 TMJ Concepts 公司（Ventura, CA）改进工艺，TMJ 全关节假体的制造旨在个性化满足患者对 TMJ 重建和下颌前移的要求。术前采集 CT 扫描数据，打印患者颌骨、TMJ 和颅底结构的 3D 模型（图 10-5）。该款假体已通过临床研究得到广泛评估[16-22]。

MJ Concepts 全关节假体具有以下优点：① 可用于牙颌面畸形矫正的定制型假体。

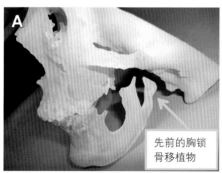
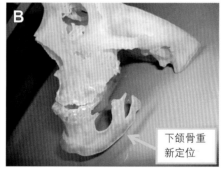
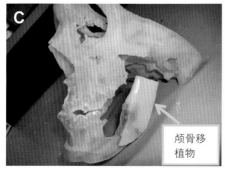
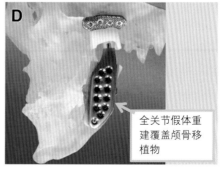

先前的胸锁骨移植物

下颌骨重新定位

颅骨移植物

全关节假体重建覆盖颅骨移植物

图 10-5　病例 1。（A）在手术前获取 CT 扫描数据，打印患者的颌骨、TMJ 的 3D 模型。（B）移动下颌骨，并使用快速固化丙烯酸将模型固定在新位置。（C）用颅骨移植物（粉红色上蜡区域）同时重建左下颌升支。该模型被送到 TMJ Concepts 公司制造假体。（D）假体是用蜡雕刻并制造的。

② 下颌升支部分由钛合金升支和钴铬合金髁突头组成。③ 关节窝部分由钛合金制成，其中超高分子量聚乙烯（UHMWPE）作为连接表面。④ 聚乙烯结合处是金属。⑤ 关节窝部分有一个明确的后部止点，这是矫正严重牙颌面畸形并维持稳定性的关键组成部分。⑥ 骨整合发生在关节窝和下颌升支部分。⑦ 可同期进行正颌手术。⑧ 外科医生可参与设计。⑨ 假体可以在血管化不良的部位中发挥作用。⑩ 3D 打印头模，用于手术设计和定制型假体的制作。缺点包括：① 术前头模准备或手术计划制订需要较长的时间。② 生产周期为 6～8 周。③ 材料无生长潜力。④ 对过敏体质患者可能产生过敏反应。

关节周围的脂肪移植

无论使用何种移植物进行关节置换，放置脂肪在关节假体的周围能显著改善治疗效果，原因如下：① 脂肪移植消除关节周围区域的无效腔。② 防止在移植物或全关节假体周围形成血凝块。③ 抑制异位骨形成和纤维化。④ 减轻疼痛。⑤ 增加关节功能。

Wolford 等[23-25]报道，从腹部或耻骨上获取脂肪并将其围绕在全关节假体周围。该技术显著降低了术后植入物周围纤维化和异位 / 反应性骨形成的发生率。与没有脂肪移植物重建的类似患者相比，脂肪移植患者在临床上表现更好，疼痛更少，颌功能增加。在使用脂肪移植物之前，大约 35% 进行全关节假体置换的患者，需要二次手术来移除假体周围形成的异位 / 反应性骨和致密纤维化。使用脂肪移植物将二次手术发生率减少至 2% 甚至更低。Wolford 等[23-25]还报道使用脂肪移植物替代 HFM 患者面部同侧的缺损软组织[26]。

对比研究：自体骨移植与全颞下颌关节假体置换

回顾以往研究，进行了自体组织与全关节假体移植的比较研究。1993 年 Henry 和 Wolford[27]对 107 名使用 Proplast Teflon 假体（Vitek，Inc，Houston，TX）的患者进行了对比研究。各种用于重建 TMJ 的自体组织移植物（如肋骨、SCG、耳甲软骨、皮肤、颞肌 / 筋膜移植物）具有极高的失败率（成功率仅为 8%～31%）。该 Techmedica 全关节假体的成功率为 86%。Freitas 等[28]比较了肋软骨移植物、SCG 和全关节假体，结果显示全关节假体患者相较于自体组织移植的患者具有更好的客观和主观结果。全关节假体的手术时间明显缩短，并且随着全关节假体的上下颌复合体的改善，骨骼和咬合稳定性显著提高。

McPhillips 等[29]比较肋软骨移植物、SCG 和全关节假体在关节强直中的应用，结果显示肋软骨移植物周围未使用脂肪移植的病例术后复发；使用 SCG 的病例，2/3 的患者在关节周围区域放置了脂肪移植物，没有强直复发，1/3 的使用 SCG 移植的患者没有放置脂肪，强直复发；在全关节假体置换病例中，全部患者在关节周围区域放置了脂肪，没有强直复发或下颌骨移位，并显著改善颌功能。

Saeed 等[30]对肋软骨移植物与全关节假体疗效进行比较研究。结果显示肋软骨移植术后再次手术的比例明显更高（55% 的患者需要再次手术），6 例接受全关节假体治疗的患者需要再次手术（12%）。全关节假体患者具有更好的客观和主观结果。研究显示关节强直、多次关节手术或先前的关节植入物手术失败的情况下进行全关节假体置换。

半面短小症和 Treacher Collins 综合征的外科治疗

对于 HFM（ⅡB 和Ⅲ型）和 TCS 患者，使用定制型全关节假体和正颌外科手术逆时针旋转上下颌复合体，可实现功能和美学上的最佳治疗效果[31-37]。TMJ Concepts 是首选假体，其优点在于：材料选择合理，外形符合解剖特点，关节窝具备明确止点，以及关节窝和下颌假体的骨整合性能良好。对于 HFM 患者，进行对侧 SSRO 有助于实现下颌移动，此外还需进行上颌骨截骨术以及其他辅助手术（如鼻甲切除术、鼻成形术、颏成形术、鼻整形术），以上手术可同期完成或分期完成。在复杂 HFM 和 TCS 病例中，可能需要额外的二次重建手术来改善骨组织和软组织缺陷，可使用骨组织瓣、人工骨、异体植入物等进行骨组织重建，使用脂肪移植物[26]、组织瓣、游离移植物等进行软组织重建。

传统手术设计

传统的术前准备要求术者在临床评估、模型分析和效果预测的基础上，在 3D 模型上移动下颌至终末位置。下颌骨通常向前、下逆时针移动，咬合平面角减小，同时水平向摆正。使用速凝丙烯酸进行下颌模型固定（图 10-5）。必要时，标记升支和颅底。将模型发送至 TMJ Concepts 公司，制作定制型全关节假体，包括下颌和关节窝假体。TMJ Concepts 假体保障功能和美观效果，具有出色稳定性[16-22]。Wolford[22] 于 1990 年开发使用全关节假体进行 TMJ 重建同期双颌逆时针旋转前移下颌，并于 1997 年首次将该技术应用于 HFM 患者。

手术前，将牙模型上合架，模拟下颌骨模型的终末位置，用于制作咬合板，手术中精确定位下颌骨。为达到最好的咬合关系，上颌骨常需分块截骨，此时需要制作腭板以实现术中稳定性。

数字化手术设计

当今，可使用 VSP 进行术前设计，通过在计算机上重建上、下颌骨，模拟手术移动，替代了传统术前模型外科、上合架等设计过程[38]。VSP 模型用于制造假体。术前 2 周，准备牙模型，若行上颌分块手术，则需要 1 个下牙模型和 2 个上牙模型。将这些模型发送到 VSP 公司，重建模型并制作手术导板。VSP 的详细过程请参见专题 9。

外科治疗顺序

表 10-1 概述了笔者对 HFM 的治疗顺序。通过逆时针旋转上下颌复合体，能使 HFM 患者获得最佳功能和美学效果[31-37]。采用下颌先行、患侧关节置换、对侧矢状劈开截骨术，相比于上颌先行，下颌先行可简化模型外科和导板制作的过程，并提高手术准确性[36]。下颌骨逆时针旋转后会产生后牙开𬌗，且患侧开𬌗较大，同时水平向摆正咬合平面。如果需要上颌骨分块截骨术实现最佳咬合关系，则需要腭板辅助保障上颌稳定性[28]。

表 10-2 概述 TCS 患者的手术步骤，通过逆时针旋转上下颌骨复合体，达到最大化功能和美学效果，并将口咽气道打开至正常位置，改善该综合征常伴发的睡眠呼吸暂停。

HFM 患者，尤其是 TCS 患者，由于下

表 10-1　HFM 患者的手术步骤

（1）如果对侧关节盘移位，行关节盘复位固定术（Mitek 锚固钉）。
（2）松解同侧下颌骨（通过耳前 / 耳内、颌下切口）。
（3）对侧下颌升支矢状劈开截骨术。
（4）下颌逆时针旋转，中间夹板，MMF。
（5）对侧下颌升支截骨，刚性固定，关闭切口。
（6）同侧放置 TMJ Concepts 关节假体。
（7）将脂肪移植物放在假体关节窝周围（取腹部或耻骨上脂肪）。
（8）关闭口外切口。
（9）上颌截骨和移动，按需放置腭板。
（10）必要时进行鼻内手术（如鼻甲切除术、鼻中隔成形术）。
（11）MMF，上颌骨固定板，自体骨或合成骨移植。
（12）解除 MMF，放轻弹性皮筋。
（13）其他辅助手术（如颏成形术、隆鼻术、面部充填术）。

注：MMF，颌间固定。

表 10-2　TCS 患者的手术步骤

（1）双侧髁突及冠突切除（通过耳内或耳前切口）。
（2）分离松解咬肌和翼内肌（通过颌下切口）。
（3）逆时针旋转下颌骨。
（4）放置中间合板，MMF。
（5）双侧放置 TMJ Concepts 关节假体。
（6）将脂肪移植物放在假体关节窝周围（取腹部或耻骨上脂肪）。
（7）关闭口外切口。
（8）上颌截骨和移动，按需放置腭板。
（9）必要时进行鼻内手术（如鼻甲切除术、鼻中隔成形术）。
（10）MMF，上颌骨固定，自体骨或合成骨移植。
（11）解除 MMF，放轻弹性皮筋。
（12）其他辅助手术（如颏成形术、隆鼻术、面部充填术）。

颌骨后缩，口咽或鼻咽气道缩窄，通常伴发睡眠呼吸暂停的问题。双颌逆时针旋转伴下颌前移可有效增大口咽气道，与纠正鼻气道缩窄的手术结合（例如，鼻窦切除术、鼻腔成形术），能显著改善气道缩窄和消除睡眠呼吸暂停的问题[39-41]。

手 术 步 骤

经鼻插管全麻。HFM 患者的手术顺序见表 10-1。对侧 TMJ 盘移位的 HFM 患者，耳内切口下使用 Miteck Mini 锚固钉（Mitek Products Inc, Westwood, MA）行关节盘复位固定术[42, 43]。患侧采用耳内或耳前切口，颧弓和关节窝形态可能缺如，因此，需要在颞骨前部靠内侧且延伸至颅底下方放置定制型关节窝假体。

患侧行下颌下切口，暴露发育不全的下颌升支和翼内肌、咬肌。在下颌升支上造一个骨膜下隧道以连接到颞骨的基部。如果存在发育不全的颞肌，可附着于冠突的残余部分。然后向下移动同侧下颌骨至新的位置，这是手术成功的关键步骤。如果未完全剥离松解下颌骨所有附着结构，则假体难以就位。下颌骨周围的软组织（皮肤和肌肉）通常具有良好的伸展性，并可适应下颌骨的大范围前移。根据术前设计，完成对颞骨或下颌升支、体部的骨修整。

口内使用 Wolford 改良法完成对侧 SSRO[26, 44]。在中间合板的引导下将下颌骨移动至设计位置。上、下颌间固定（MMF），钛板、螺钉固定对侧下颌骨，缝合切口，封口膜封闭口腔。更换手套，耳内/耳前切口下放置 TMJ Concepts 关节窝假体，并用 4～5 个直径 2 mm、长度 4 mm 的螺钉将其固定在颞骨上。下颌假体通过下颌下切口就位，将髁突置入关节窝假体下，并用 8～9 个直径 2 mm 的双皮质螺钉固定至下颌升支/体部。在耻骨上或脐周切口下取脂肪，并填充在关节窝/髁突假体周围以防止异位成骨和瘢痕组织形成[23-25]，仔细关创。

解除颌间固定，通过上颌前庭切口，完成上颌骨截骨术。离断上颌骨并松解，于尖牙和侧切牙之间沿着腭中缝实施分块截骨，并按照术前设计移动就位，腭板充分固定[37]。如需解除鼻咽气道缩窄应同时行鼻腔手术，如鼻甲切除术、鼻中隔成形术，颌间固定维持终末咬合关系。使用 4 块钛板和相应螺钉固定上颌骨，确保每块钛板在截骨线上、下均有 2 个螺钉。将自体骨或多孔块状羟基磷灰石（Interpore 200，Interpore Inc，Irvine，CA）移植物放入上颌侧壁的骨间隙。缝合鼻基底恢复鼻宽度，切口处行 V-Y 缝合[46]。然后完成颏成形术、鼻整形术等辅助手术。解除颌间固定并弹性牵引以引导咬合、减少咀嚼肌压力。

病例 1

患者女性，15 岁。出生时诊断为左侧 Goldenhar HFM，Kaban Ⅲ型，左侧面横裂和腭裂（图 10-6A～C 和图 10-7A～C）。该患者曾多次接受手术，5 个月时曾行左面横裂修复术，1 岁时曾行腭裂修复术，6 岁时 SCG 重建左下颌升支，颅骨移植物重建 TMJ 关节。术后移植物无明显生长。术前最大开口度（MIO）为 33 mm，侧方运动右侧 1 mm、左侧 5 mm；面部疼痛/头痛，0；TMJ 疼痛，0；下颌功能，1；饮食，1；功能障碍，0。下颌后缩，20 mm（图 10-8A），下颌牙中线左偏 7 mm，颏点左偏 14 mm。术前正畸排齐整平。15 岁时，接受以下治疗：① 左侧 TMJ Concepts 全关节假体置换、逆时针旋转前移下颌（图 10-5）。② 同期采用颅骨移植物重建左下颌升支（图 10-5C）。③ 取腹部脂肪置于 TMJ 假体周围。④ 右下颌骨矢状劈开截骨术。⑤ 上颌分块截骨术。⑥ 鼻甲切除术（图 10-8B）。16 岁时，接受二阶段手术，包括：① 颏成形术（9 mm）。② 左耳垂直向整复术。③ 左侧面部脂肪移植术修复缺损（图 10-9）[37]。患者于术后 4 年复诊（图 10-6D～F 和图 10-7D～F），面部美观和功能得到改善，MIO 为 35 mm；侧方运动，右侧 1 mm、左侧 3 mm；面部疼痛/头痛或 TMJ 疼痛消失；面神经功能同术前。

病例 2

患者女性，30 岁。出生即诊断为 TCS（图 10-10A～C 和图 10-11A～C）。在外科接诊前，已进行 16 个月正畸治疗，拔除了 4 颗第一前磨牙。患者有轻微 TMJ 疼痛

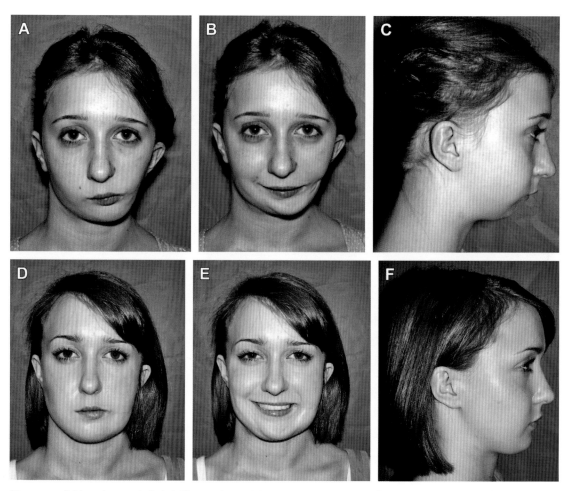

图 10-6　病例 1。（A~C）患者女性，15 岁。左侧 HFM（Kaban Ⅲ 型）。① 左侧面横裂修复后。② 上、下颌发育不全和不对称。③ 左侧 TMJ 缺失，SCG 移植术后未继续生长。④ 继发于鼻甲肥大的鼻咽气道缩窄。患者接受以下手术治疗：① 颅骨移植重建左下颌升支。② 左 TMJ 重建、逆时针旋转前移下颌骨（颏点前移 18 mm）、左侧 TMJ Concepts 全关节假体置换。③ 右下颌升支截骨术。④ 左 TMJ 脂肪移植。⑤ 上颌骨分块截骨术，逆时针前移上颌骨。⑥ 双侧下鼻甲部分切除术。第二阶段手术包括：① 颏成形术（9 mm）。② 左面部脂肪移植。③ 左侧耳整复术。（D~F）术后 4 年，患者下颌功能和面部美学得到改善。

和头痛，最大张口度（MIO）33 mm，侧方运动右侧 1.5 mm、左侧 3.5 mm。口咽部气道仅 2 mm（正常 11 mm），伴随睡眠呼吸暂停症状。其诊断为：① TCS。② 双侧 TMJ 髁突退行性变、关节炎和关节盘移位。③ 下颌骨前后向和面后部垂直向发育不足。④ 上颌后部垂直向发育不全。⑤ 高咬合平面角。⑥ 前后向小颏畸形。⑦ Ⅱ 类咬合

关系。⑧ 颧弓缺如。⑨ 睡眠呼吸暂停（图 10-10A~C，图 10-11A~C 和图 10-12A）。接受以下治疗方案：① 双侧 TMJ Concepts 全关节假体置换术、逆时针前移下颌骨（颏成形前，颏前点前移 25 mm）。② 上颌分块截骨术，逆时针旋转上颌骨。③ 取腹部脂肪移植于双侧 TMJ 假体周围。④ 双侧冠突切除术。⑤ 颏成形术前移颏部 10 mm（颏

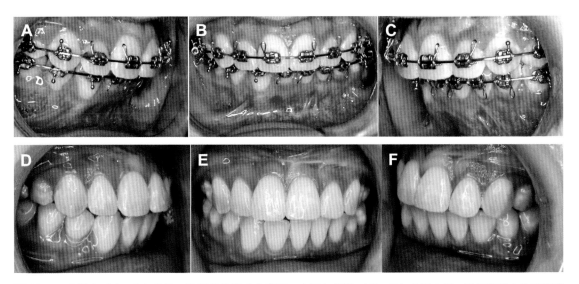

图 10-7　病例 1。（A～C）术前，该患者 II 类咬合关系，水平向偏斜。（D～F）术后 4 年，患者保持 I 类稳定咬合关系。

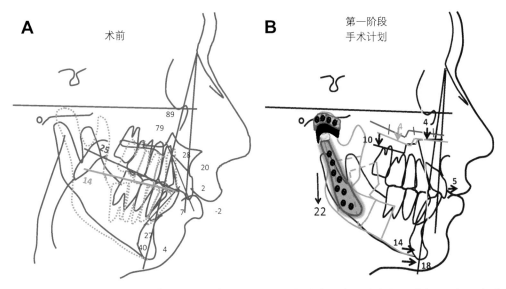

图 10-8　病例 1。（A）术前头颅侧位头影测量分析显示上、下颌发育不全，垂直向不对称，牙颌面畸形明显。图中数据根据 Wolford 的头部测量分析法测得[31, 32]。（B）第一阶段手术设计。 数字代表以毫米为单位的移动量，箭头表示移动方向。

前点共前移 35 mm）（图 10-12B）。⑥ 术后矫正稳定咬合[45]。术后 4 年随访，患者功能和美观显著提升，效果稳定（图 10-10D～F 和图 10-11D～F）。最大开口度为 41 mm，

侧方运动右侧 1 mm、左侧 2 mm。面神经功能正常，不伴有 TMJ 疼痛或头痛。由于经济原因，患者没有进行第二阶段眶和软组织重建术。

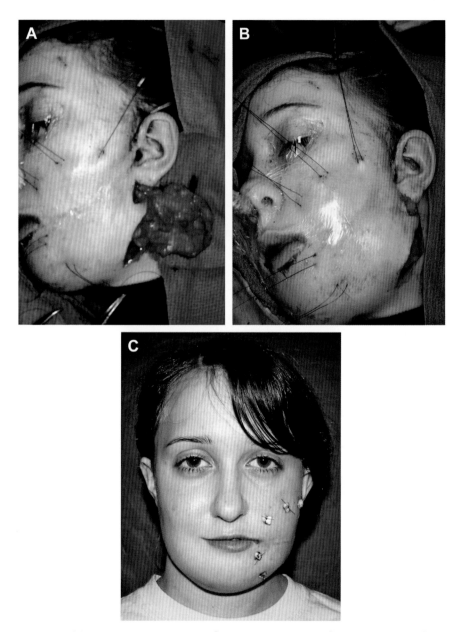

图 10-9　病例 1。第二阶段手术包括：① 颏成形术（9 mm）。② 左耳部整复术。③ 左侧面部脂肪移植术。（A）采用面部整形切口方式，缝合线穿过脂肪移植物，并褥式缝合在切口边缘，以便术后牵拉和稳定。（B）通过拉动缝合线调整移植物位置，缝线打结于棉垫上。（C）术后 1 周患者正面相。

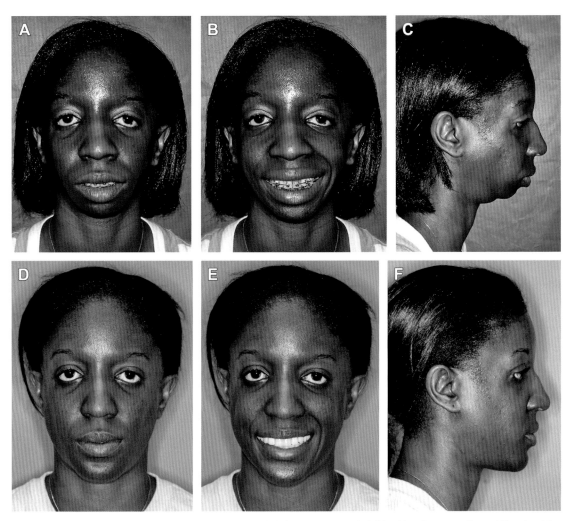

图 10-10　病例 2。（A～C）患者女性，30 岁。术前诊断为 TCS。具体诊断包括：① TCS。② 严重的下颌后缩。③ 上颌后部垂直向发育不全。④ 小颏畸形。⑤ Ⅱ类咬合关系（拔除 4 颗第一前磨牙并术前矫正 16 个月后）。⑥ 口咽部气道重度缩窄。治疗方案包括：① 双侧 TMJ 重建、逆时针前移下颌（颏前点前移 25 mm）。② 上颌骨分块截骨术，逆时针旋转上颌骨。③ 双侧冠突切除术。④ 双侧 TMJ 腹部脂肪移植。⑤ 颏成形术前移颏部 10 mm（颏前点共前移 35 mm）。（D～F）术后 4 年，患者功能和咬合得到改善，建立起良好的面部平衡，疼痛和睡眠呼吸暂停等症状消失。

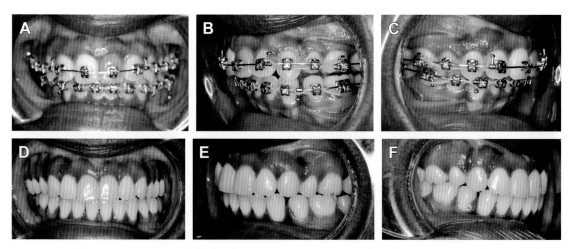

图 10-11　病例 2。(A～C) 正畸前拔除 4 颗第一磨牙，经过 16 个月的术前矫正，术前呈现 II 类咬合关系。(D～F) 术后 4 年，可见稳定的 I 类咬合关系。

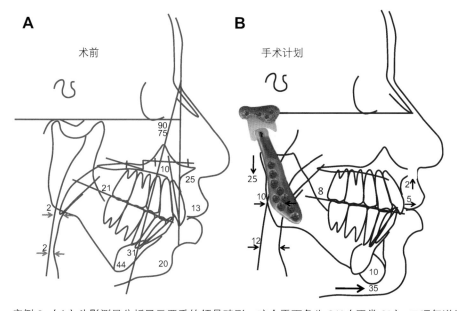

图 10-12　病例 2。(A) 头影测量分析显示严重的颌骨畸形，咬合平面角为 21°（正常 8°），口咽气道重度缩窄。图中数字是根据 Wolford 头影测量法的测量的角度和距离值[31, 32]。(B) 手术计划包括逆时针旋转下颌骨、TMJ 全关节假体置换、逆时针旋转上颌骨和颏成形术，其中颏前点前移 35 mm。带箭头的数字表示以毫米为单位的手术移动量。

手术结果预期

Kaban 等[4]主张早期通过下颌截骨术治疗 I 型、II a 型 HMF 患者，以及部分 II b 型 HMF 患者。由于肋骨-肋软骨交界处存在生长中心，且利于重建关节窝，因此肋骨-肋软骨移植物广泛应用于 II b 和 III 型 HFM 年轻患者的 TMJ 重建中[8-11]。但是，一些学者已经证明肋骨移植物的生长具有不可预测性，不生长和过度生长的情况都会导致二次手术[5, 6]。

Wolford 等[9]使用 SCG 重建缺失的 TMJ 并延长患侧的下颌骨。术中截取与关节盘相连的锁骨上部。按手术设计前移下颌骨，并用骨螺钉将移植物固定在下颌升支/体部内侧，将移植物头部置于颅底。与肋骨移植物相比，该移植系统提供了相对稳定的生长潜力。将移植物放置在升支和颅底之间，消除了重建骨性关节窝的必要。Wolford 等[9]建议 6 岁前的患者不使用 SCG，因为患儿锁骨过小，无法为下颌骨移植提供足够的骨量，同时，愈合阶段缺乏足够的完整性来支撑剩余锁骨。

Wolford 等[47]对 6 例接受上述治疗方案的 HFM 患者进行评估。平均手术年龄为 23.5 岁（14～39 岁），平均随访时间为 6 年 2 个月（1～11.4 年）。对于所有主观评价指标（包括面部疼痛、头痛、TMJ 疼痛，下颌功能，饮食和功能障碍），所有患者均有改善或保持不变，所有患者中均未发现术后主观症状加重。T1 随访时间点时平均张口度为 36.3 mm，T3 为 39.2 mm，下颌运动范围轻度减小。一名患者在肋骨移植失败后发生 TMJ 强直，尽管他的主观评价均有改善（如疼痛彻底消失），但其下颌功能、饮食等方面仍然受限。在所有患者中，平均手术变化显示：前鼻棘点向前水平移动 1.3 mm、上切牙点前移 7.4 mm、下切牙点前移 8.9 mm、B 点前移 14.8 mm、颏点前移 18.6 mm、颏下点前移 17.5 mm、咬合平面角平均减少 12.3°。术后稳定性分析显示 A 点、后鼻棘点和上切牙点在长期随访时向后移动约 1 mm。所有下颌骨解剖点与咬合平面保持稳定，术后 6 年几乎没有变化。

TMJ Concepts 全关节假体的使用寿命还未明确。Mercuri 等[20]在 1995 年报道了一项多中心研究，对 215 例（363 例关节）行 TMJ Concepts 假体重建的患者进行了随访。术后 2 年的结果显示，主、客观评价指标都有改善，在统计学上均有显著性差异。2003 年，Wolford 等[19]发表了一项为期 5 年的随访研究，对 36 例（65 侧 TMJ）使用 Techmedica/TMJ Concepts 全关节假体重建的患者进行了随访，术后长期咬合和颌骨稳定性的总体成功率为 90%，89% 的患者疼痛减轻。这些研究数据为美国食品药品管理局批准 TMJ Concepts 全关节假体的应用做出了重要贡献[48]。

2009 年，笔者团队发表了一系列文章[16-18]，使用 TMJ Concepts 全关节假体行双颌逆时针旋转来矫正伴有严重的 TMJ 紊乱或 TMJ 手术失败的牙颌面畸形。所有患者均由 Wolford 手术。共有 47 例女性，平均随访时间为 40.6 个月。该系列的第一部分[16]评估了术后颌骨和咬合稳定性。下颌骨平均前移 18 mm，咬合平面角平均减少 15°。在最长的随访患者中，颌骨和咬合结构保持稳定，差异无统计学意义。

在该系列的第三部分中[18]，评估了同一组患者长期疼痛和下颌功能。许多患者（47 个中的 22 个）有过多次失败的 TMJ 手术。面部疼痛 / 头痛减少 2.8 分，改善百分比（IP）为 43%。TMJ 疼痛减少 3.2 分，IP 52%；下颌功能提高 2.3 分，IP 37%；饮食改善 2.2 分，IP 39%；残疾改善 2.1 分，IP 47%。先前进行 0～1 次 TMJ 手术的患者疼痛减轻 73%，下颌功能增加 37%，功能障碍减少 61%。之前进行的 TMJ 手术次数越少，效果越好。上述数据与笔者团队的HFM 研究[47]结果一致，所有患者的主观评价指标均改善或保持相同：面部疼痛 / 头痛减少 2.3 分，IP 100%；TMJ 疼痛 1.7 分，IP 100%；下颌功能提高 2.3 点，IP 48%；饮食改善 2.3 分，IP 53%；功能障碍提高 1.6 分，IP 70%。在笔者团队的 HFM 研究中，6 例患者中，有 4 例之前做过患侧肋骨移植物或 SCG 重建 TMJ 手术，只有先前做过 6 次关节手术的 #3 患者发生肋骨移植物反复强直，其下颌功能、饮食和功能障碍与术前状况相比，显著改善。

小　结

目前用于手术矫正 HFM 和 TCS 的方案有很多。肋骨移植物和 SCG 治疗同侧（HFM）或双侧（TCS）下颌 / 髁突发育不全是最常用的自体骨移植物。牵张成骨术也越来越多地用于延长发育不良的下颌骨。根据笔者团队丰富的经验，由于移植物的机械

强度不佳、愈合时间较长，以及力学负荷过大，常导致自体骨移植后牙颌面畸形复发，效果不稳定。此外，还存在明显的供区和受区并发症。牵张成骨过程中很难控制骨生长方向，并且如果不进行二次手术，很难获得良好的功能、咬合和美学效果。

TMJ Concepts 全关节假体置换与正颌外科手术相结合是 HFM 患者的有效选择，因为：① 并发症较少，无须开辟第二术区，缩短了手术时间。② 具有较好的术后 TMJ、咬合功能以及美学稳定性。③ 无须对关节窝进行骨重建。④ TMJ Concepts 全关节假体是一种定制型假体，可个性化地满足患者对下颌前移、升支延长和 TMJ 重建的要求。使用全关节假体的潜在风险和担忧包括：① TMJ 全关节假体的功能使用寿命尚不明确，但笔者团队最近的研究[47]对 56 例随访 19～24 年的患者进行了评估，与术前相比，其功能和生活质量均有所改善，所有假体仍然存在，且没有因材料磨损或手术失败而移除假体的病例。② 与 TMJ 重建相关的手术风险。③ 感染。④ 对假体材料的过敏。

笔者团队认为，应尽量在生长发育期结束后，使用 TMJ 全关节假体同期正颌手术重建 TMJ，相比于生长发育期内进行分期手术，结果更加稳定且疗效更佳，且不存在其他的手术可达到同样效果的情况。

参考文献

[1] Grabb WC. The first and second branchial arch syndrome. Plast Reconstr Surg 1965; 36: 485.

[2] Gorlin RJ, Cohen MM Jr, Hemekam RC. Syndromes of the head and neck. 4th edition. New York: Oxford Universe Press; 2001. p.790−7.

[3] Pruzansky S. Not all dwarfed mandibles are alike. Birth Defects. Original Articles Series 1969; 1(2): 120.

[4] Kaban LB, Moses MH, Mulliken JB. Surgical correction of hemifacial microsomia in the growing child. Plast Reconstr Surg 1988; 82: 9.

[5] Ware WH, Brown SL. Growth centre transplantation to replace mandibular condyles. J Maxillofac Surg 1981; 9: 50.

[6] Peltomaki T, Quevedo LA, Jeldes G, et al. Histology of surgically removed overgrown osteochondral rib grafts. J

Craniomaxillofac Surg 2002; 30: 355.

［7］Munro IR, Phillips JH, Griffin G. Growth after construction of the temporomandibular joint in children with hemifacial microsomia. Cleft Palate J 1989; 26: 303.

［8］Mulliken JB, Ferraro NF, Vento RA. A retrospective analysis of growth of the constructed condyleramus in children with hemifacial microsomia. Cleft Palate J 1989; 26: 312.

［9］Wolford LM, Cottrell DA, Henry CH. Sternoclavicular grafts for temporomandibular joint reconstruction. J Oral Maxillofac Surg 1994; 52: 119.

［10］McCarty JG, Schreiber J, Karp N, et al. Lengthening of the human mandible by gradual distraction. Plast Reconstr Surg 1992; 89: 1.

［11］Rachmiel A, Levy M, Laufer D. Lengthening of the mandible by distraction osteogenesis: report of cases. J Oral Maxillofac Surg 1995; 53: 838.

［12］Riolo ML, Moyers RE, McNamara JA, et al. An atlas of craniofacial growth: cephalometric standards from the University School Growth Study, The University of Michigan. Ann Arbor (MI): University of Michigan; 1974. p.105−6.

［13］Wolford LM, Karras SC, Mehra P. Considerations for orthognathic surgery during growth, part 1: mandibular deformities. Am J Orthod Dentofacial Orthop 2001; 119: 95.

［14］Wolford LM, Karras SC, Mehra P. Considerations for orthognathic surgery during growth, part 2: maxillary deformities. Am J Orthod Dentofacial Orthop 2001; 119: 102.

［15］Wolford LM. Facial asymmetry: diagnosis and treatment considerations. In: Fonseca RJ, Marciani RD, Turvey TA, editors. Oral and maxillofacial surgery, vol. III, 2nd edition. Philadelphia: WB Saunders; 2008. p.272−315.

［16］Coleta KE, Wolford LM, Gonçalves JR, et al. Maxillomandibular counter-clockwise rotation and mandibular advancement with TMJ Concepts total joint prostheses, 2009 concepts total joint prostheses: part I−skeletal and dental stability. Int J Oral Maxillofac Surg 2009; 38: 126.

［17］Coleta KE, Wolford LM, Gonçalves JR, et al. Maxillomandibular counter-clockwise rotation and mandibular advancement with TMJ Concepts total joint prostheses: part II−airway changes and stability. Int J Oral Maxillofac Surg 2009; 38: 228.

［18］Pinto LP, Wolford LM, Buschang PH, et al. Maxillomandibular counter-clockwise rotation and mandibular advancement with TMJ Concepts total joint prostheses: part III−pain and dysfunction outcomes. Int J Oral Maxillofac Surg 2009; 38: 326.

［19］Wolford LM, Pitta MC, Reiche-Fischel O, et al. TMJ Concepts/Techmedica custom-made TMJ total joint prosthesis: 5-year follow-up. Int J Oral Maxillofac Surg 2003; 32: 268.

［20］Mercuri LG, Wolford LM, Sanders B, et al. Long-term follow-up of the CAD/CAM patient fitted total temporomandibular joint reconstruction system. J Oral Maxillofac Surg 2002; 60: 1440.

［21］Mehra P, Wolford LM, Baran S, et al. Single-stage comprehensive surgical treatment of the rheumatoid arthritis temporomandibular joint patient. J Oral Maxillofac Surg 2009; 67: 1859.

［22］Wolford LM, Cottrell DA, Henry CH. Temporomandibular joint reconstruction of the complex patient with the Techmedica custom-made total joint prosthesis. J Oral Maxillofac Surg 1994; 52: 2.

［23］Wolford LM, Karras SC. Autologous fat transplantation around temporomandibular joint total joint prostheses: preliminary treatment outcomes. J Oral Maxillofac Surg 1997; 55: 245.

［24］Wolford LM, Morales-Ryan CA, Garcia-Morales P, et al. Autologous fat grafts placed around temporomandibular joint total joint prostheses to prevent heterotopic bone formation. Proc (Bayl Univ Med Cent) 2008; 21: 248.

［25］Wolford LM, Cassano DS. Autologous fat grafts around temporomandibular joint (TMJ) total joint prostheses to prevent heterotopic bone. In: Shiffman MA, editor. Autologous fat transfer. Berlin; Heidelberg(Germany): Springer-Verlag; 2010. p.361−82.

［26］Reiche-Fischel O, Wolford LM, Pitta M. Facial contour reconstruction using an autologous free fat graft: a case report with 18-year follow-up. J Ora Surg 2000; 58: 103.

［27］Henry CH, Wolford LM. Treatment outcomes for temporomandibular joint reconstruction after Proplast-Teflon implant failure. J Oral Maxillofac Surg 1993; 51(4): 352−8.

［28］Freitas RZ, Pitta MC, Wolford LM. The use of cranial bone grafts in jaw and craniofacial anomalies: results and outcomes. J Oral Maxillofac Surg 1998; 56(Suppl 1): 97.

［29］McPhillips A, Wolford LM, Rodrigues DB. SAPHO syndrome with TMJ involvement: review of the literature and case presentation. Int J Oral Maxillofac Surg 2010; 39(12): 1160−7.

［30］Saeed NR, Kent JN. A retrospective study of the costochondral graft in TMJ reconstruction. Int J Oral Maxillofac Surg 2003; 32(6): 606−9.

［31］Wolford LM, Fields RT. Diagnosis and treatment planning for orthognathic surgery. In: Fonseca RJ, Betts NJ, Turvey T, editors. Oral and maxillofacial surgery, vol. 2. Philadelphia: WB Saunders; 2000. p.24−55.

［32］Wolford LM. Surgical planning in orthognathic surgery (chapter 60). In: Booth PW, Schendel SA, Hausamen JE, editors. Maxillofacial surgery, vol. 2. St Louis (MO): Churchill Livingstone; 2007. p.1155−210.

［33］Wolford LM, Chemello PD, Hilliard FW. Occlusal plane alteration in orthognathic surgery. J Oral Maxillofac Surg 1993; 51: 730.

［34］Wolford LM, Chemello PD, Hilliard FW. Occlusal plane alteration in orthognathic surgery-part I: effects on function and esthetics. Am J Orthod Dentofacial Orthop 1994; 106: 304.

［35］Chemello PD, Wolford LM, Buschang MS. Occlusal plane alteration in orthognathic surgery-part II: long-term stability of results. Am J Orthod Dentofacial Orthop 1994; 106: 434.

［36］Cottrell DA, Wolford LM. Altered orthognathic surgical sequencing and a modified approach to model surgery. J Oral Maxillofac Surg 1994; 52: 1010.

［37］Wolford LM. Post surgical patient management. In: Fonseca RJ, editor. Oral and maxillofacial surgery. Philadelphia: WB Saunders; 2008. p.396-418.

［38］Movahed R, Teschke M, Wolford LM. Protocol for concomitant temporomandibular joint customfitted total joint reconstruction and orthognathic surgery utilizing computer-assisted surgical simulation. J Oral Maxillofac Surg 2013; 71(12): 2123-9.

［39］Mehra P, Wolford LM. Surgical management of obstructive sleep apnea. Proc (Bayl Univ Med Cent) 2000; 13: 338.

［40］Mehra P, Downie M, Pitta MC, et al. Pharyngeal airway space changes after counterclockwise rotation of the maxillo mandibular complex. Am J Orthod Dentofacial Orthop 2001; 120: 154.

［41］Goncalves JR, Buschang PH, Goncalves DG, et al. Postsurgical stability of oropharyngeal airway changes following counter-clockwise maxillomandibular advancement surgery. J Oral Maxillofac Surg 2006; 64: 755.

［42］Wolford LM, Cottrell DA, Karras SC. Mitek mini anchor in maxillofacial surgery. Proceedings of SMST-94, the First International Conference on Shape Memory and Superelastic Technologies. Monterey (CA): MIAS; 1995. p.477-82.

［43］Mehra P, Wolford LM. The Mitek mini anchor for TMJ disc repositioning: surgical technique and results. Int J Oral Maxillofac Surg 2001; 30: 497.

［44］Wolford LM, Davis WM Jr. The mandibular inferior border split: a modification in the sagittal split osteotomy. J Oral Maxillofac Surg 1990; 48: 92.

［45］Wolford LM. Clinical indications for simultaneous TMJ and orthognathic surgery. Cranio 2007; 25: 273.

［46］Guymon M, Crosby DR, Wolford LM. The alar base cinch suture to control nasal width in maxillary osteotomies. Int J Adult Orthodon Orthognath Surg 1988; 2: 89.

［47］Wolford LM, Bourland TC, Rodrigues D, et al. Successful reconstruction of nongrowing hemifacial microsomia patients with unilateral temporomandibular joint total joint prosthesis and orthognathic surgery. J Oral Maxillofac Surg 2012; 70(12): 2835-53.

［48］Wolford LM, Mercuri LG, Schneiderman ED, et al. A cohort study on the Techmedica/TMJ Concepts patient-fitted temporomandibular joint prosthesis with a median follow-up of 21 years. J Oral Maxillofac Surg 2014. [Epub ahead of print].

11 颞下颌关节髁突增生分类：治疗和手术适应证

Condylar Hyperplasia of the Temporomandibular Joint
Types, Treatment, and Surgical Implications

Daniel B. Rodrigues, DDS
Vanessa Castro, DDS
张善勇，张耀升，徐伟峰　译

关键词

- 髁突增生
- 骨软骨瘤
- 髁突肿瘤
- 髁突增生活跃
- 髁突切除术

要点

- 不是所有的下颌前突都由髁突增生所导致，髁突增生可引起非生长期的下颌骨持续过度生长。
- 通过 X 线片、牙科模型、临床评估和骨扫描进行诊断。
- 早期手术可减轻下颌畸形程度。
- 髁突增生的病理学机制研究将对疾病进展及治疗计划有指导作用。
- 病理改变越严重，临床上的不对称性和形态改变越明显。
- 髁突增生的类型以及是否处于活动期将决定是否行髁突切除术。

引　言

髁突增生（condylar hyperplasia, CH）是指单侧或双侧髁突进行性和病理性过度生长。这些髁突病变会影响下颌骨的大小和形态，从而改变咬合并间接影响上颌骨，导致或加重颌面部畸形，如下颌前突，单侧髁突、髁突颈部、下颌支及下颌体增大，面部不对称，错𬌗畸形和疼痛[1]。髁突增生的病因繁多，如肿瘤、创伤、感染、髁突过度负荷[2]、激素、遗传和异常生长因子[2]等。

部分髁突增生常见于特定年龄区间和性别，确定特定的髁突增生病理类型将有助于根据疾病的进展指导制订治疗计划。髁突增生诊断包括临床检查、影像学检查和骨扫描[3]等，通过明确增生的类型及是否处于病变活动期可决定是否需要行髁突切除术。自 1836 年 Adams 和 1865 年 Humphry[21] 首次报道应用髁突切除术治疗髁突增生，目前已提出了几种治疗方案。治疗目标是阻止疾病发展并提供最佳的功能和美学修复。

分　类

髁突增生表现为下颌骨过度生长并伴有骨结构改变、咬合错乱及颌面部畸形。髁突增生现有几种分类。Obe-wegeser 和 Makek[4] 将髁突增生分为 3 类：单侧下颌骨增生，垂直方向不对称；单侧下颌骨延长，水平方向不对称；前述两种类型同时发生。Nitzan 等[5] 则提出髁突增生单侧发病，病变发生在髁突头部，表现为垂直、水平方向或合并两种方向的面部不对称。2014 年，Wolford、Movahed 和 Perez[1] 提出了涵盖各种髁突增生病理类型的分类。

髁突增生 1 型

通常发生在青春期，是正常髁突生长机制加速和延长导致的生长畸变，可双侧（髁突增生 1A 型）或单侧发病（髁突增生 1B 型）。通常表现在前后方向上，引起下颌前突，有自限性，通常在 20～25 岁时终止。

髁突增生 2 型

骨软骨瘤是最常见的髁突肿瘤，可发生于任何年龄（青少年常见），并伴有颌骨畸形（单侧垂直过度生长）。下颌骨持续生长可加重面部不对称畸形。其生长方向分为两种类型：髁突头部和颈部的垂直伸长和扩大（髁突增生 2A 型），以及髁突肿瘤沿水平方向向外生长（髁突增生 2B 型）。

髁突增生 3 型

此型包括其他导致髁突增大的良性肿瘤，如骨瘤、纤维瘤、巨细胞瘤、纤维异常增生、软骨瘤、软骨母细胞瘤和动静脉畸形等。

髁突增生 4 型

来源于髁突，导致髁突扩大的恶性肿瘤，如软骨肉瘤、多发性骨髓瘤、骨肉瘤、尤文肉瘤和转移性病变等。

本文中使用 Wolford 的分类[1]，其中 1 型和 2 型是最常见的髁突增生病理类型[1, 6]，下文将讨论这两类髁突增生。

髁突增生 1 型

临床诊断

双侧对称生长的髁突增生（1A 型）患者，临床特征常见如下（表 11-1）[1]：
- 下颌骨加速生长。
- 下颌骨持续生长至 20～25 岁，超过正常生长发育期。
- 骨性Ⅲ类及咬合关系紊乱。
- 下颌角为钝角。
- 高角面型。

单侧髁突增生（1B 型）则常有以下表现（图11-1）[1, 5]。
- 下颌逐渐偏向对侧，面部和咬合不对称加重。
- 对侧锁𬌗。
- 患侧下颌体横向弯曲。
- 对侧下颌体横向压平。
- 患侧Ⅲ类咬合加重。

在生长发育期（女孩 15 岁，男孩 17～18 岁）后，下颌骨持续前后方向生长至 25 岁左右，可能是 1 型髁突增生；发生单侧下颌骨过度生长，通常是与 2 型髁突增生（骨

表 11-1 髁突增生表现（1 型和 2 型）

髁突增生	发病年龄	临 床 表 现	影 像 学	组 织 学
1A 型	青春发育期	• 双侧加速对称生长 • 自限性；可生长至 25 岁左右 • Ⅲ 类咬合 • 下颌前伸	• 双侧髁突头、颈部和体部增长 • 髁突头形态正常 • MRI：关节盘变薄，面型不对称可能出现对侧关节盘移位	• 髁突发育正常 • 软骨细胞在生长初期及活动期增殖，而生长停止后骨结构正常
1B 型	青春发育期	• 单侧加速不对称生长 • 自限性，可生长至 25 岁左右 • 下颌骨前突 • 患侧 Ⅲ 类咬合，前牙及对侧锁𬌗	• 患侧髁突头、颈部及体部增长 • 髁突头形态正常 • 下颌骨前突 • MRI：关节盘变薄，可能存在患/对侧关节盘移位	• 髁突发育正常 • 软骨细胞在生长初期及活动期增殖，而生长停止后骨结构正常
2 型	2/3 的病例开始于 20 多岁	• 患侧面部和下颌骨垂直生长 • 非自限性，可无限期生长 • 患侧后牙开𬌗	• 单侧髁突头、颈部、下颌支及下颌体部垂直向增大 • 2A 型：髁突非水平向外生增大 • 2B 型：髁突水平向外生性增大 • MRI：患侧关节盘通常正常，而 75% 发生对侧颞下颌关节炎或关节盘移位	• 骨肿瘤 • 纤维软骨帽，透明软骨，软骨膜纤维组织，软骨内骨化

注：改编自 Wolford LM, Movahed R, Perez, DE. A classification system for conditions causing condylar hyperplasia. J Oral Maxillofac Surg 2014; 72: 568。

软骨瘤）相关的疾病，但也不能排除其他类型的增生性髁突病变[1]。

影像诊断

影像学分析显示髁突头部和颈部的长度增加，而髁突头部的大小没有显著的变化。MRI 显示关节盘通常很薄并且难以辨识，偶见关节盘向后移位（图 11-2）[1]。

组织学诊断

髁突增生 1 型的组织学表现通常类似于正常的髁突组织，无显著病理改变。部分病例中，增殖层可能局部增厚，增殖层的活动性主要调节髁突和髁突颈部（髁突改建）的生长速率[1, 7, 8]。

治疗选择

并非所有下颌骨伸长都是由髁突增生引起的，只有在正常生长发育期后，下颌骨仍持续快速生长的病例才可以诊断为髁突增生。髁突增生 1 型具有自限性，患者通常超过 25 岁（下颌骨停止生长），可以通过常规的正颌手术来矫正牙颌面畸形[1]。髁突增生 1B 型的治疗方案类似于 1A 型，其中，

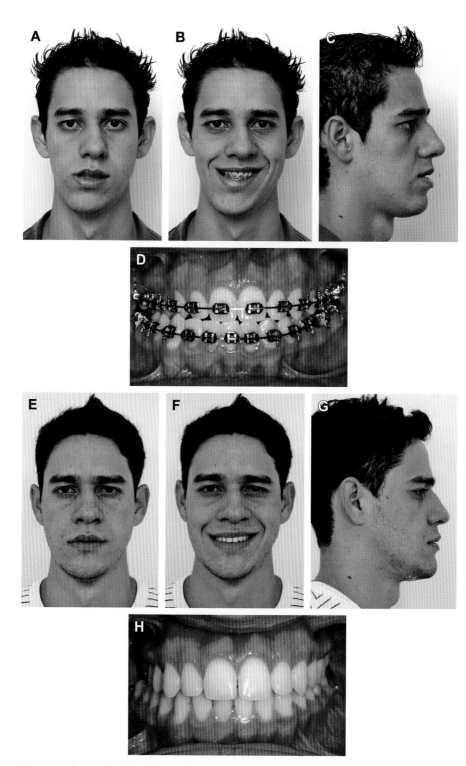

图 11-1 （A～D）患者男性，19 岁，左侧髁突增生 1B 型，双侧关节盘移位，轻度颞下颌关节疼痛。患者选择单纯手术治疗：① 左侧高位髁突切除术。② 双侧关节盘复位术。③ 双侧下颌骨矢状劈开术。④ 上颌骨截骨术。（E～H）术后 3 年，患者面部对称，颌骨和咬合关系稳定，无疼痛。

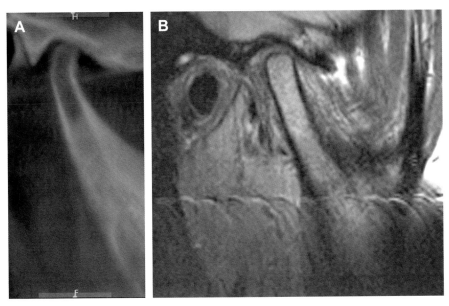

图 11-2 （A）CT 显示髁突增生 1 型，髁突头部和颈部的垂直高度增加。（B）MRI 显示髁突增生 1 型，关节盘变薄，难以辨别，且向后移位。

对于生长稳定的患者，可以用传统的正颌手术治疗。如果确诊时仍处于生长活动期，则有以下 2 种治疗方案（图 11-3）[9]。

方案 1

活动期中 1 型髁突增生的手术方案如下（图 11-4）：

- 双侧或单侧（取决于 1A 或 1B 型）高位髁突切除术（髁突顶部 4～5 mm），包括髁突内、外极区域。
- 使用锚固钉进行关节盘复位。
- 正颌手术，通常需要双颌手术来优化功能和美学效果。
- 其他辅助治疗如图 11-4 所示。

此方案可预防下颌骨生长，并对颌功能及良好的美学效果提供预测[7-9]。

方案 2

生长发育期结束后（20～25 岁）行正颌手术治疗。病程延长除了导致下颌骨变形和同侧软组织过度发育之外，面部畸形、不对称、咬合不良和牙齿代偿亦加重，对咬合、牙齿代偿、咀嚼、言语和身心发展不利，并难以获得最佳功能修复和美学效果[1, 9, 10]。

由于女性 14 岁和男性 16 岁时，下颌骨前后向停止生长，但上颌骨垂直向牙槽骨生长将持续直至成年，面部改变为垂直方向生长，因此双侧髁突增生的预防性手术时间可在上述年龄进行。在单侧病例（髁突增生 1B 型）中，单侧高位髁突切除术可延缓手术侧的髁突生长，但对侧仍正常生长，如果在较年轻时进行手术，可能导致面部和咬合不对称[8]，因此，手术时间建议延迟至女性 15 岁、男性 17 岁，此时大部分面部生长已经完成。

髁突增生 2 型

临床诊断

髁突增生 2 型在任何年龄人群中均可发

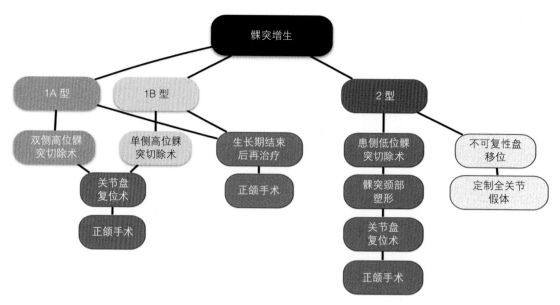

图 11-3　髁突增生的治疗方案选择。

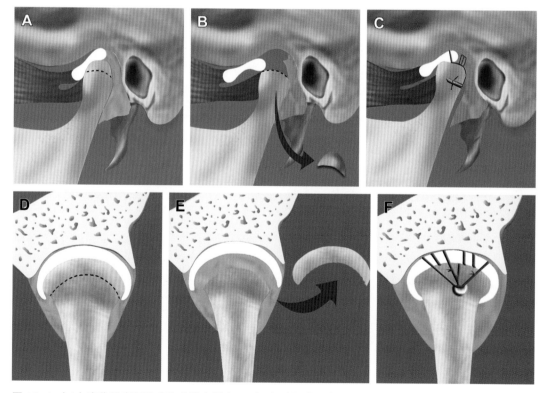

图 11-4 （A）高位髁突切除术治疗髁突增生 1 型，切除髁突顶部 4～5 mm。（B，C）对于无活动性生长的髁突增生 1 型，高位髁突切除术后，下颌骨前后向停止生长。关节盘通过锚固钉重新复位并稳定在髁突上。（D，E）冠状面，截骨术必须包括髁突内极和外极。（F）在髁突顶部下方 4～5 mm 处，将锚固钉固定在髁突头后方，正好位于矢状面中偏外侧。缝合在关节盘后带的后方，每组锚固缝合线（Ehicon，Inc，Somerville，NJ）有 3 条以上缝合线；1 条位于内侧，1 条位于外侧。

生，主要发生于 20～30 岁的人群，这类人群发病率占 68%，尤其在女性中更为多见，女性患者占 76%。髁突增生 2 型的具体特征包括（图 11-5）[1, 6, 9]：

- 患侧下颌垂直高度增加。
- 患侧面部的软组织体积增加。
- 低角面型。
- 颏部垂直向和水平不对称，向健侧偏斜。
- 患侧上颌牙槽骨的代偿性向下生长。
- 患侧后牙开𬌗，特别是在快速生长期患者中。
- 患侧下颌后牙唇倾且健侧后牙舌倾。
- 咬合面偏斜。

影 像 诊 断

影像学特征将包括以下内容（图 11-6）[9]：

（1）下颌不对称，特别是在垂直平面。

（2）髁突扩大、伸长、变形。

（3）患侧下颌骨髁突、髁突颈部、下颌支、下颌体、正中联合和牙槽骨的垂直高度增加。

（4）与对侧相比，髁突颈部的厚度增加。

（5）下颌骨角前切迹丧失，下颌下缘向下弯曲。

（6）MRI 显示对侧关节盘移位（占 76%）且伴随髁突关节炎性改变；患侧关节盘通常位置正常，但也可移位（图 11-6E）。

髁突增生 2A 型的髁突头部和颈部有大量增生，且有骨软骨瘤显著的垂直向生长，但没有显著的向外生长趋势（图 11-6A，B）。髁突表面可能有凹凸不平或肿块。髁突增生 2B 型髁突外生肿瘤的生长，通常向前内侧，髁突头明显增大和变形（图 11-6C，D）[1]。

组织学诊断

在组织学上，骨软骨瘤被认为是软骨覆盖的病变，在肿瘤深处存在软骨内骨化。软骨通常是透明的，并且由具有不同厚度的细胞构成。软骨细胞垂直于表面排列并覆盖软骨内骨化区域，产生与正常下骨无区别的松质骨[11]。通过骨扫描可见皮质骨下的软骨岛的闪烁成像。软骨岛是成骨的小型生长中心，能使髁突不断增大。随着骨软骨瘤的增大，成骨的软骨岛可能会进一步分散，因此在更成熟的肿瘤中，软骨岛更难以在组织学上识别[1]。

治疗选择

治疗的考虑因素包括（图 11-3 和图 11-7）[12]：

（1）低位髁突切除术可完全切除肿瘤。

（2）重塑髁突颈部。

（3）将关节盘重新复位于剩余的髁突颈部。

（4）然后进行患侧矢状劈开截骨术，关节盘-髁突残端复合体置于关节窝内。

（5）如果上下颌骨不对称，以正颌手术矫正。

（6）如果需要，在患侧进行下边缘骨切除术使下颌骨重新达到垂直平衡；但需要解剖保留下牙槽神经。

手术切除后，这种良性病变复发的风险很低[13]。

这种手术方案将提供可预测且稳定的结果，并优化功能和美学效果。如果关节盘无法复位，可使用定制全关节假体重建同侧或对侧颞下颌关节[9, 12]。

如果在正常生长期确诊髁突增生 2 型，则应尽可能推迟切除骨软骨瘤并矫正颌骨畸

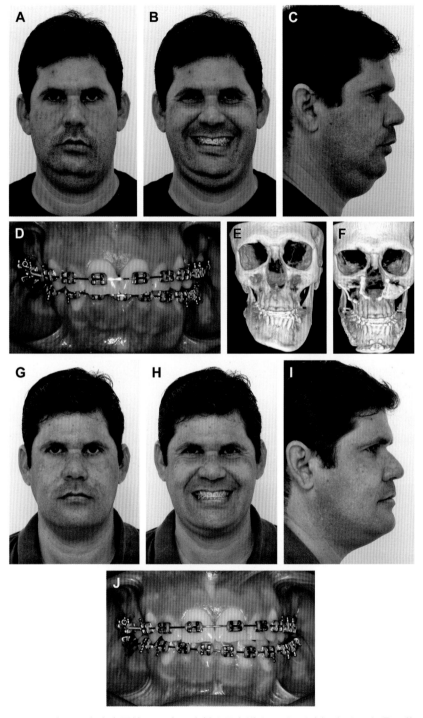

图 11-5 （A～D）患者男性，34 岁，诊断为髁突增生 2 型。左侧面部和下颌骨显著伸长，咬合平面横向倾斜。（E，F）治疗前后的三维重建，手术包括：① 左侧低位髁突切除术。② 颞下颌关节盘复位术。③ 双侧下颌骨截骨术。④ Le Fort I 截骨术。⑤ 左侧下颌骨轮廓修整术并保留下牙槽神经。（G～J）手术后 1 年半，患者双侧面型对称，稳定性与咬合良好。

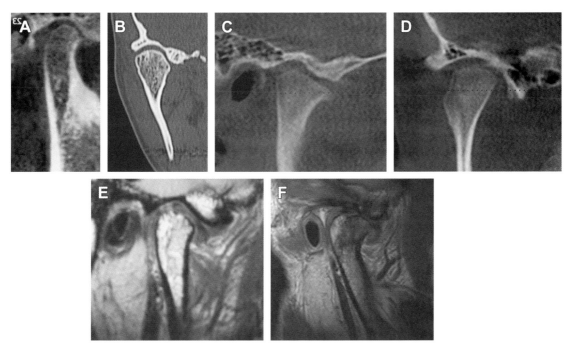

图 11-6 CT 扫描。（A）髁突增生 2A 型髁突较大，髁突头部和颈部的垂直高度增加。（B）在冠状位中，髁突冠部比正常髁突更圆。（C，D）髁突增生 2B 型的髁突头有外生生长趋势。（E）MRI 中，髁突增生 2A 型。（F）MRI 中，髁突增生 2B 型，即使外生生长发育较大，关节盘也通常在位。

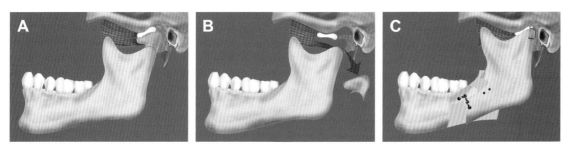

图 11-7 （A）治疗髁突增生 2 型的示意图，包括低位髁突切除术，保留髁颈部，如图所示，去除骨软骨瘤。很多骨软骨瘤具有从髁突头延伸的外生生长。（B）切除髁突；髁突颈部修整。（C）关节盘复位锚固术；矢状劈开截骨术。大多数病例也有上颌骨截骨术的指征。

形（正颌手术）的手术时间，直至正常下颌生长完成后（女孩 15 岁，男孩 17～18 岁）。然而，严重的畸形可能需要在较年轻的时候进行手术，可选择单侧髁突切除术并在生长停止后再行正颌手术（图 11-8）。如果在正常颌骨生长期（女孩小于 15 岁，男孩小于 17～18 岁）同时行患侧低位髁突切除术与正颌手术，而对侧髁突持续生长，将

使下颌向患侧移位直至生长停止[1, 12]。

补充诊断工具

使用锝-99 m 亚甲基二磷酸的骨扫描也可以提示是否存在异常生长[13]。目前两种常用的扫描技术是平面骨扫描和单光子发射计算机断层扫描（SPECT），它们都使用相

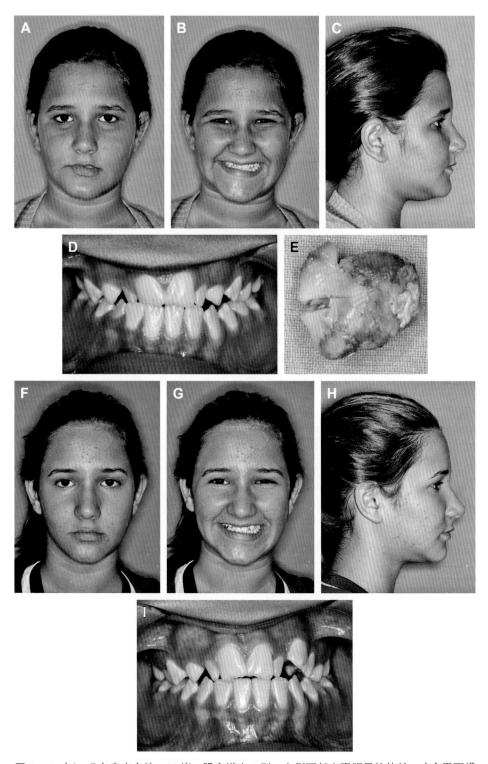

图 11-8 （A～D）患者女性，11 岁，髁突增生 2 型。左侧面部出现明显的伸长，咬合平面横向倾斜。（E）手术包括左侧低位髁突切除术。可见髁突头上的软骨厚度。（F～I）手术后 1 年半，患者面型不对称改善明显。

同的基本技术。SPECT 产生的断层骨扫描图像比平面扫描更可靠[14]。另一种扫描技术是正电子发射断层扫描（PET），使用放射性标记的葡萄糖类似物 18F-2-氟-2-脱氧葡萄糖（FDG）作为示踪剂，单独或与 CT（PET/CT）结合使用。专用（全环）PET 比传统的伽马照相机和 SPECT 相比能提供更好的空间分辨率[15]。以上所有方法都表明患侧的细胞活性增加[13]。

有数据表明，对于不对称的病例，通过骨扫描发现左、右髁突区域之间的活动差异超过 10%，提示患有髁突增生[14]。

TMJ 的骨扫描可以在生长更为快速的髁突增生 1 型病例中，检测到活跃的生长。然而，大多数情况下，它并不能确诊髁突增生 1 型。健康成长的 TMJ 通常在扫描影像中有一定的吸收。髁突增生 1 型的生长速率没有肿瘤快，如髁突增生 2 型，也仅比正常的髁突生长速度稍快一些，因此，通常很难区分髁突增生 1 型和正常生长的病例，特别是在涉及双侧关节的情况下[1]。此外，细胞生长活动局限于正常生长中心的狭窄区域，导致摄取量低。对于髁突增生 2 型，在髁突头部的整个肿瘤中存在弥漫性细胞活动。在单侧病例中，特别是如果在髁突正常生长已完成后，骨扫描可能更有效[6]。在髁突增生 2 型中，除非肿瘤生长非常缓慢，否则骨扫描通常会显示高信号，特别是在更为活跃的肿瘤中。

确定髁突增生活动性

活动性髁突增生通常可通过连续评估（最好每 6～12 个月评估一次）功能变化和美学变化来确定，包括临床评估（外科医生、正畸医生患者报告）、照片记录、正畸模型修整或以中性关系安装的模型进行牙齿模型分析，以及影像学评估。影像学评估包括：

（1）头颅侧位片头影测量分析；生长发育期间，从髁突到 B 点的下颌骨正常增长率为女孩 1.6 mm/y、男孩 2.2 mm/y[16]。

（2）正位片（特别适用于单侧髁突增生病例）。

（3）含有 TMJ、下颌支、下颌体和后牙的头颅侧位片用于分析每侧髁突生长量[1]。

骨扫描或 PET/CT 扫描用于评估骨代谢活动。当所有信息、照片、研究模型、X 线片和骨扫描与时间推移相关时，可以提示骨活动性[17]。

在评估疑似髁突增生 1 型的患者时，如果没有发现髁突的生长活动，则可以不进行髁突切除术，单纯行正颌手术（图 11-9）。然而，当评估为髁突增生 2 型时，如果没有发现髁突的生长活动，则必须慎重决定是否进行髁突切除术，因为它仍然是肿瘤。对于没有明确组织病理学诊断的患者，不建议进行上颌和（或）下颌骨的相关正颌手术[13]。

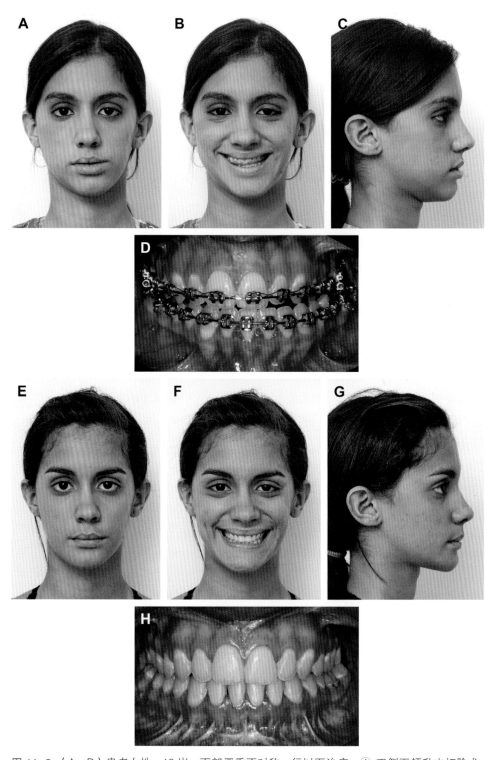

图 11-9 （A～D）患者女性，18 岁，面部严重不对称。行以下治疗：① 双侧下颌升支切除术。② 上颌骨截骨术。③ 颏成形术。由于生长活动不明显，故未进行颞下颌关节手术（髁突切除术）。（E～H）术后 4 年，患者双侧面型对称，咬合关系和稳定性良好。

1,234 0123456789

参考文献

［1］Wolford LM, Movahed R, Perez DE. A classification system for conditions causing condylar hyperplasia. J Oral Maxillofac Surg 2014; 72: 567–95.

［2］Hayward JD,Walker RV, Poulton G, et al. Asymmetric mandibular excess. In: Bell W, Proffit W, White R, editors. Surgical correction of dentofacial deformities. Philadelphia: WB Saunders; 1980. p.947–53.

［3］Kaban LB. Mandibular asymmetry and the fourth dimension. J Craniofac Surg 2009; 20(Suppl 1): 622–31.

［4］Obwegeser HL, Makek MS. Hemimandibular hyperplasia—hemimandibular elongation. J Maxillofac Surg 1986; 14(4): 183–208.

［5］Nitzan DW, Katsnelson A, Bermanis I, et al. The clinical characteristics of condylar hyperplasia: experience with 61 patients. J Oral Maxillofac Surg 2008; 66: 312–8.

［6］Wolford LM, Movahed R, Dhameja A, et al. Surgical treatment of condylar hyperplasia type 2: retrospective study of 37 cases of osteochondroma. Abstract Presented at: Temporomandibular Joint Disorder, Bioengineering Conference. Pittsburgh, PA, September 20, 2012.

［7］Wolford LM, Morales-Ryan CA, García-Morales P, et al. Surgical management of mandibular condylar hyperplasia type 1. Proc (Bayl Univ Med Cent) 2009; 22(4): 321–9.

［8］Wolford LM, Mehra P, Reiche-Fischel O, et al. Efficacy of high condylectomy for management of condylar hyperplasia. Am J Orthod Dentofacial Orthop 2002; 121: 136–51.

［9］Wolford LM. Mandibular asymmetry: temporomandibular joint degeneration. In: Bagheri SC, Bell RB, Khan HA, editors. Current therapy in oral and maxillofacial surgery. St. Louis (MO): 2012. p.696–725. Chapter 82.

［10］Wolford LM, Cassano DS, Goncalves JR. Common TMJ disorders: orthodontic and surgical management. In: McNamara JA, Kapila SD, editors. Temporomandibular disorders and orofacial pain: separating controversy from consensus. Monograph 46, Craniofacial Growth Series, Department of Orthodontics and Pediatric Dentistry and Center for Human Growth and Development. Ann Arbor (MI): The University of Michigan; 2009. p.159–98.

［11］Vezeau PJ, Fridrich KL, Vincent SD. Osteochondroma of the mandibular condyle: literature review and report of two atypical cases. J Oral Maxillofac Surg 1995; 53(8): 954–63.

［12］Wolford LM, Movahed R, Dhameja A, et al. Low condylectomy and orthognathic surgery to treat mandibular condylar osteochondroma: retrospective review of 37 cases. J Oral Maxillofac Surg 2014; 72(9): 1704–28.

［13］Venturin JS, Shintaku WH, Shigeta Y, et al. Temporomandibular joint condylar abnormality: evaluation, treatment planning, and surgical approach. J Oral Maxillofac Surg 2010; 68(5): 1189–96.

［14］Saridin CP, Raijmakers PG, Tuinzing DB, et al. Bone scintigraphy as a diagnostic method in unilateral hyperactivity of the mandibular condyles: a review and metaanalysis of the literature. Int J Oral Maxillofac Surg 2011; 40: 11–7.

［15］Laverick S, Bounds G, Wong WL. [18F]-fluoride positron emission tomography for imaging condylar hyperplasia. Br J Oral Maxillofac Surg 2009; 47: 196–9.

［16］Riolo ML, Moyers RE, McNamara JA, et al. Growth: cephalometric standards from the University School Growth Study. Ann Arbor, MI: University of Michigan; 1974. p.101.

［17］Jones RH, Tier GA. Correction of facial asymmetry as a result of unilateral condylar hyperplasia. J Oral Maxillofac Surg 2012; 70(6): 1413–25.